危急重症
難治之病 中西醫結合之
中醫治則與臨床例舉

中西結合神經醫學會
名譽理事長 **李政育**
副理事長 **鄭淑鎂** 合著

各種危重症／腦水腫／低鈉血症／手術誘發低血壓與低血氧
惡性腦腫瘤／菊池氏病／類固醇作用之正負面
精神藥物性帕金森氏症／糖尿病

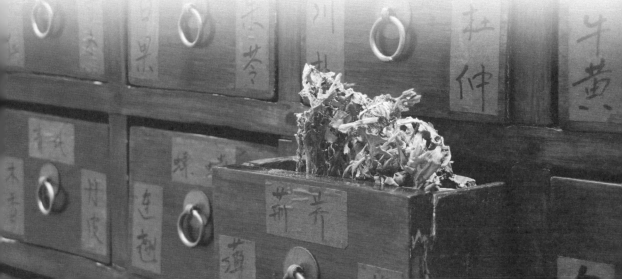

作者序1

　　為什麼有疑難雜症、難治病、危急重症，答案是我會醫，您不會醫，我想教，您不想學，或學了不再下功夫。不肯打開心中主見。任何病都有藥可醫，只是病患所找的醫師有沒有下功夫去學習與研究各種病的治療方法與藥方而已。任何病都有病徵、病象、主證、旁雜諸證，醫師沒有充分學習或遇到困難，不肯再求教於達者，致荒殆人命。諸病皆有方則，皆可在多方學習下，融通中西古今，可找到治法，結合中西醫之生理、病理、治法，找出辨證論治方劑。

　　清末西學東漸，陵夷民族自信心，出洋留學者皆童稚未啟蒙相關中華文化與醫術，遂以所見西學，驚為神異，殊不知清末民初，西醫仍極為淺鄙。抗生素發現之後，又有前輩醫者發下豪語，自今而後無病不能醫，豈知抗藥性與其他細菌感染多被引發，更有病毒所致諸疾，至今束手無策，所賴以治病之藥，乃中醫藥中千萬叮囑盡量慎用，甚至勿用的劇毒「莽草」所萃取合成。而癌症自ENDOXAN之初用，與輻射線之引入，前輩醫者亦皆以自此癌症已將完全被控制，直到今自分子生物學、化學毒殺、標靶藥物、基因精準療法、免疫療法⋯⋯之出，醫界亦皆以為已找到通往天堂之門了，可是沒有多久又偃旗息鼓。

　　人體六十兆細胞，會出現病證、病象，絕對是大腦與人體相關之大系統受了干擾，不是只有單一基因可修改全身數兆相關系統之違常，必須以自然藥物，含有幾百萬千億，或幾兆細胞之協同作用，方可完全修正受干擾的系統，使趨於平和，這種單一基因精準之說，比管中窺千萬分之一

髮亦不如，只是依跨國藥廠之設計，由醫者當跨國藥廠之延長之手而已，台灣醫者亦依傍跨國藥廠之蔭，多少取蠅頭小利而已。

西醫醫藥從業人員，幾乎是在跨國藥廠指示下，只能做些觀察與修正，而無自我研究治病能力，醫師是跨國藥廠延長之手，藥師亦替跨國藥廠數藥丸而已。當疾病之初，跨國藥廠尚未研發出治法之前，皆徒呼負負，頂多三管維持基本生命功能，待其自癒。有的更且多方用藥，一藥之併發症，又欲以他藥治之，更引多藥之併發症，不思停藥以觀察，仍依醫者腦中記憶而更加多用藥，致病患永無停藥與痊癒之日，更致病於沉重。

於是就出現了難治病、危急重症之說，竊思以自今最流行的「幹細胞」療法研究為例，任何細胞一旦離開人體，縱然立即重新回輸進該病患之體內，皆會視為異物、外來物，必須經過一段排斥與接納、契合的過程，但該輸入物其續存時間，亦短於人體自我產生的幹細胞，較易凋亡。只是如何以藥物誘導幹細胞自骨髓回滲、新生、進入周邊血自我良性分化，並找到家，進行複製與新生，吾等自我中藥誘導周邊血幹細胞新生、腦與脊椎脊髓神經中藥誘導產生、癌幹細胞的中藥抑制、腦腫瘤的中藥抑制……及臨床證實，在中藥中皆有方有則。

甚至於腎衰竭做血液透析、換腎，新移植腎經十餘年亦已再度萎縮不能泌尿，再度洗腎，亦可借中藥將生殖道與消化道之細胞轉化為濾排尿毒的細胞，只每週脫水而已的證據，脫水前的BUN頂多在30上下，

Creatinine頂多在5至7之間。而移植失效的腎臟，亦可在周移植期間予藥物救活新移植之腎……這種以中藥誘導周邊血幹細胞與大腦中樞的啟動替代功能，本就人體自有，只是目前醫界皆仰之外國跨國藥廠。

實則西洋至今仍只有「藥學」，屠呦呦之獲諾貝爾獎亦為藥學獎，與傳統中國所稱「醫學」相差甚大，因為以「藥」指揮醫者係西洋幾千年之傳統，與中國醫藥二途並進，以醫選方治病亦異，如何辨證論治，融通中西醫，竊思在我們中國醫界應比西洋快，只是不為也，且輕視之態度所致，期盼國人能覺醒，融通中西醫，並新創療法，除了可完全緩解病情，並可大大減少藥費支出，此點值得主醫藥福利之政者，努力推廣教育之。

最後，期望能有眾多國人醫者，各自中西不同角度進行互相融通，不要敝帚自珍與故步自封，應以病人健康福祉為依歸，以下謹錄明朝・龔信《醫箴》共勉之：

「至重惟人命，最難卻是醫。病源須洞察，藥餌要詳施。當奏萬全效，莫趁十年時。死生關係大，唯有上天知。叮嚀同志者，濟世務加思。」

作者 李政育
誌於中華民國106年8月抄

作者序2

　　自古醫道通天道，實寓意深遠。一方面意指人體猶如自然之道，陰陽五行、氣血津液精，運行有其自然無為的基本規律與協同衡定，生機蘊含無限，作用無窮，實遠遠超越了現代醫學倨以為傲的各種顯微發現，亦絕非各種單一現代科技之醇化藥物，得以回復平衡運作。中西醫師應掌握其規律，順勢而為，不應以醫療藥物過度干涉、支配其自然無為，亦應力求切莫因治療破壞和諧，留下後遺。

　　另一方面，醫道乃「至精至微之事」，勉勵醫者應存養如天道至精至誠之心志，從醫之人須具備高超的醫術，亦須有高尚的品德修養。醫術要「精」，醫師須「博極醫源，精勤不倦」，力求醫術精湛，不誤性命。醫德貴「誠」，要誠心救人，為醫之心應視病如親，如父母相護，必當「安神定志，無欲無求，策發大慈惻隱之心」，「不得於性命之上，率爾自逞俊快」，應時時心存敬畏，竭盡所能，方不負病家以性命相托。

　　醫無中西之分，只是切入的角度、廣度，與深度的不同，如何能將疾病治好，顧及病人周全，減少後遺症，維持良好生活品質，就是好的醫學。醫師皆應追求以病人健康為最大福祉，中西醫師不應相互排擠，垢謗詆譏，不能因為是自己不熟悉的理論，就一味否定，耽誤病苦。中醫同道亦須更精進修練，融通古今中西，希己成為一位盡職的當代醫師。

　　恩師李政育教授，在醫學領域上，思想卓絕，高瞻通達，身為學生遠望塵莫及，蒙師多年不辭煩擾諄諄提攜，引領我跨入危急重症、難治病

的大殿堂，拜其門下乃畢生之幸。每感倦憊之際，腦中自然憶念唐·孫思邈《大醫精誠》：「見彼苦惱，若己有之，深心悽愴，勿避險巇、晝夜、寒暑、飢渴、疲勞，一心赴救」，及浮現李老師臨症不惑的神態，那豁達爽朗大無畏的笑聲中，蘊藏著細緻精湛的醫術及對天地、對病家誠摯的敬重。古今醫哲常相伴隨，致吾從醫之路，如日月湧泉，始終無怠褪。

　　感謝中西結合神經醫學會所有的教授、老師、同道，生命中擁有各位著實豐富滿足。感謝上天賦予醫職，父母含辛養育。然天恩、親恩、師恩終難為報，惟以著書與明志相酬。祈願天下眾生遠離病苦，喜樂安康。

作者 鄭淑鎂

中華民國106年9月誌於培真中醫

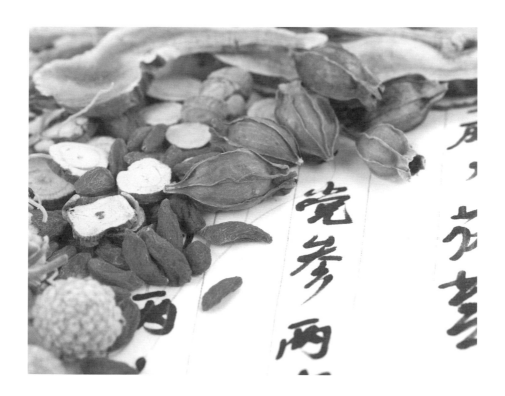

Contents

Chapter **4** 中醫藥對手術後併發低血壓低血氧
病變的治療探討

Chapter **5** 原發性腦腫瘤中西醫結合之中醫治療

chapter

*)>》》》>):)》》 《《‹‹‹:‹《《‹<《‹‹

1

中醫危重症的
治療探討

前言

　　危重症病人住院期間，甚至進入加護中心的病因繁多，由於疾病本身的病性與病勢、身體產生的反應、病人的體質狀態、治療的副作用、後續產生的併發症……等，會使危重症的治療更陷入深重膠著。臨床的治療經驗體會，深入瞭解中醫藥對重症治療的基本原則及優勢，積極參與介入治療，運用中醫藥辨證論治，且隨時掌握檢驗數據，觀察病人臨床體徵，可充分發揮辨證、辨病、辨病理三者合參之優點，多能有效治療原發疾病，及時挽救生命，積極降低併發症，矯治醫源性損傷，增補西醫學的不足，減少後遺且加速復原。

（一）充分瞭解原發疾病的病性與病勢

　　危重症病人住院期間，甚至在加護中心的病因，大致可歸納為：發炎性、創傷性、中毒性、佔位性、缺氧性、缺血性……等。各種病因屬性分述如下：

　　發炎性疾病包括各種急性感染、腫瘤、免疫性疾病、動脈瘤破裂、過敏反應、燒燙傷、藥物灼傷、輻射灼傷……等。急性感染如各種腦炎、肺炎、心肌炎、猛爆性肝炎、急性腎炎、敗血症等；腫瘤性發熱或癌幹細胞誘導快速增殖期都是發炎性反應，腫瘤熱屬少陽熱或陰虛發熱，癌症快速增殖期且於病人體力不虛狀態屬瘀熱症；免疫性疾病如紅斑性狼瘡、多發性硬化症、貝希氏腦病，在急性發作期，尚無長期大量類固醇或免疫抑制劑或中醫苦寒藥治療階段皆屬熱症；腦動脈瘤破裂、主動脈剝離初期大量血液外溢，會引起發炎反應，治療時需視病人的生命徵象，判斷是屬瘀熱或氣虛血瘀或脫症階段；急性過敏反應初期屬大熱症合併水蓄；藥物性灼傷如抗生素導致皮膚及黏膜急性發炎，或抗癲癇藥導致史蒂文生強生（Stevens-Johnson）症候群，是嚴重且危急的發炎反應；化療藥經皮穿注射造成內臟瘀腫是屬瘀熱合併水蓄；放射線灼傷如電腦刀導致顱內壓升高屬痰熱，如放射線導致脈管炎或皮膚潰瘍或內臟灼傷或骨折，屬氣血兩虛合併發炎或氣陰兩虛之骨蒸熱；創傷性初期除了如出血、骨折、內臟破裂之外，亦會合併急性發炎反應，若頭部創傷，應優先止血、降腦壓、預防癲癇；佔位性如腦膿瘍、腦出血、腫瘤壓迫、創傷後血塊擠壓、或各種腔室積液，需視病情進展程度治療，或配合外科手術減壓；低血壓及低血氧性如氣喘、心肺衰竭、肺栓塞、貧血、妊娠毒血症、低血壓、一氧化碳中毒……等，屬氣虛血虛或陽虛，體虛或老人或大面積手術後易併發感染及

低血壓、低血氧。

　　各種疾病需考慮併發顱內高壓、感染、應激性胃潰瘍、敗血症、代謝紊亂、電解質紊亂、多器官衰竭。危重病人易併發器官低灌流，低血壓低血氧表示體內器官血液及氧氣低灌流，會使腦部、心臟、肺臟、肝臟、腎臟、胃腸等器官損傷，症狀可能很輕微，也可能導致器官衰竭，甚至會嚴重致命；當收縮壓持續低於90mmHg或平均動脈壓小於60mmHg是為低血壓，動脈血氧飽和度低於92％是為低血氧。誘發低血壓低血氧病變的原因，可能是感染、發炎、麻醉劑、止痛劑、心臟衰竭、低血糖、腎上腺功能不足、過敏性休克、敗血症、藥物毒性、電解質或酸鹼不平衡等因素；病理可分為氧氣及血液的過度消耗和供應不足兩大類，其中感染、發炎、過敏性休克、敗血症等因素屬於過度消耗，麻醉劑、止痛劑、心臟衰竭、低血糖、急性腎上腺功能不足等因素屬於供應不足。[1] [2]

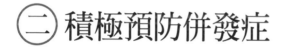

㊁ 積極預防併發症

（一）中樞神經系統併發症

1. 譫妄、癲癇、昏迷

　　譫妄是急性腦衰竭的警示，但須排除藥物性。譫妄前驅症狀為不安、煩躁、焦慮、睡眠障礙，之後漸發意識減低、癲癇、異常行為或幻覺、腦水腫、電解質紊亂、木僵、昏迷、甚至死亡。譫妄原因包括：感染、藥物戒斷、急性代謝障礙（如酸鹼中毒、電解質異常、肝腎衰竭）、創傷（如頭部創傷、手術後、灼傷）、中樞神經性（如腦膿瘍、腦出血、

癲癇、中風、中暑、腦腫瘤、腦水腫）、缺氧性（如貧血、低血壓、一氧化碳中毒、心肺衰竭）、營養不良（如缺乏VitB12、菸鹼酸）、內分泌病（如高低血糖、腎上腺功能亢進或低下）、急性血管疾病（如高血壓腦病、休克）、藥物性、毒素（如殺蟲劑、溶劑）、重金屬傷害（如汞、鋁、錳）等。

2. 中風

中風因素須考慮發炎、低血糖、低血壓、低血氧、代謝廢物干擾、甲狀腺功能低下、腎上腺功能不足、尿毒、低血鈉、感染（如敗血症、胰臟炎、肺炎）等，手術中可能發生栓塞性中風及出血性中風。

3. 顱內壓升高

腦部或身體有嚴重的發炎性、缺血性、缺氧性疾病，或腦部有佔位性擠壓（如腦膿瘍、腦腫瘤、出血性中風），都可能導致顱內壓升高。顱內壓升高最常見的臨床症狀是頭痛、噁心、噴射性嘔吐及眩暈，若控制不良，可繼發腦疝、腦溶解、神經損傷，甚至死亡。

（二）心臟血管系統併發症

1. 心律不整

誘發心律不整的因素有發炎、交感神經興奮、低血壓、低血氧、血中二氧化碳濃度過高、藥物作用、感染、大劑兒茶酚胺、電解質紊亂（如低鉀、高鉀、高鈣、低鎂）、酸鹼不平衡等。

2. 心肌缺血及梗塞

危重症病人或手術後可能併發心肌缺血或梗塞。症狀表現為典型胸痛、焦慮不安伴心率異常、突發肺水腫。若有麻醉劑或止痛劑的使用，心肌缺血或梗塞常沒有症狀，須觀察是否有低血壓、貧血、心搏過速、顫

抖、胸痛、缺氧、心律不整，或心電圖的變化。

（三）肺部併發症

1. 換氣不足

全身麻醉、肌肉鬆弛劑、嗎啡類止痛藥、疼痛、虛弱、胸腔積液、橫隔肌功能缺損、原有神經肌肉的疾病，或進行會影響橫隔的手術，都可能導致換氣不足。

2. 肺塌陷

呼吸道黏滯、神經肌肉無力，肺底部可能發生肺泡塌陷。病人在無感染的情形下，會有低熱、呼吸快、心搏加速等情形。肺泡塌陷會增加病人肺部感染的機會。

3. 肺炎

感染、肺擴張不全、排不出去的痰、胸部運動減少（如疼痛、腹脹、仰臥姿勢）、吸入胃容物，或無法咳嗽和清除分泌物等因素，會使細菌進入肺部，肺炎機率增加。

4. 肺水腫

肺水腫是危重病人或手術後常見的併發症，產生的病理是肺微血管通透性增加，體液滲漏進入肺間質和肺泡。肺水腫的治療應區分心因性或非心因性。

5. 肺栓塞

肺栓塞為深層靜脈血栓，是院內死亡的重要原因；骨折病人可能發生脂肪栓塞。

6. 急性呼吸窘迫症候群

　　氣喘、術後、肺炎、吸入性肺炎、大量輸血、胰臟炎、肺栓塞、敗血症、藥物過量……等原因，易併發急性呼吸窘迫症候群。

（四）腎臟併發症

急性腎衰竭

　　急性腎衰竭可分成腎前氮質血症、腎臟本身、腎後氮質血症三類。危重症病人的急性腎衰竭常見於器官低灌流性或腎毒性藥物所致；灌注不足之急性腎衰竭屬於腎前氮質血症，因腎小球血流不足，導致腎小球過濾困難，腎小球及腎小管急性壞死，腎臟不能製造尿液，新陳代謝障礙，有毒物質不能排出。腎毒性藥物方面，抗生素、升壓劑、利尿劑、止痛藥等，會加重腎衰竭。若血中Creatinine（肌酐酸）濃度每天增加0.5mg/100cc，或BUN（尿素氮）每天增10mg/100cc，且每天排尿量少於400cc，如此持續1週，即面臨急性腎衰竭。

（五）肝臟併發症

1. 低蛋白血症

　　血液灌流不足，肝臟不能合成蛋白質，血中白蛋白下降，臨床表現腹水、腹脹、食慾不振、虛弱、少尿。

2. 急性肝衰竭

　　嚴重低蛋白血症，導致廢物不能代謝，肝細胞損傷，甚至肝小葉中心壞死，最後肝衰竭。臨床上的徵兆，血液中AST、ALT、γ-GT上升，血中白蛋白下降，黃疸指數升高。

（六）消化系統併發症

1. 壓力性胃潰瘍、出血

酸中毒、缺血、缺氧、交感神經活化興奮，導致胃酸激增、胃及十二指腸黏膜細胞受損，發生糜爛性潰瘍，甚至上消化道出血。但須考慮服用消炎藥、抗生素、類固醇等藥物因素。

2. 腸阻塞及絞痛

血液量灌流不足，無動力的腸阻塞及腸絞痛。

（七）併發感染

多部位創傷、癌病、年長、器官移植、脾切除、貧血、免疫缺陷者，易併發感染。感染範圍包括腦及脊髓感染、呼吸道感染、泌尿道感染、內毒素、吸入性肺炎、管腔感染、菌血症、敗血症、院內感染、傷口感染。

1. 敗血症

病人有感染證據，體溫高於38度或低於36度，心跳每分鐘超過90下，白血球超過12000或低於4000或超過10％非成熟型態，符合上述兩種以上的種種嚴重臨床損傷，所引發的全身性炎症反應，臨床上敗血症最為常見，但全身性炎症亦可併發於創傷、燒傷、胰臟炎。

2. 嚴重敗血症

敗血症併發器官功能障礙、灌流不足、低血壓。臨床表現為少尿、急性意識障礙、寒顫、呼吸過快、呼吸困難、噁心嘔吐、低血壓、皮膚出現瘀斑或瘀點。

實驗室診斷有白血球過高或過低、血小板降低、高血糖或低血糖、低血氧、HB↓、CR↑、BUN↑、AST↑、ALT↑、T/D-Bil↑、ALB↓。

3. 敗血性休克

　　終末器官功能障礙或損害，表現低氧血、血漿乳酸升高、少尿、急性意識障礙、低血壓（可能用升壓劑）……等，且合併休克狀態。

（八）電解質及新陳代謝異常併發症

　　危重病人常併發電解質及新陳代謝異常，導致病情更為嚴重及加速死亡。

1. 電解質異常

　　危重病人常見電解質異常有鉀離子、鈉離子、鈣離子、磷酸鹽、鎂離子。離子濃度改變主要影響心臟血管系統、神經肌肉系統以及腸胃系統。臨床表現常見心律不整、肌肉無力、反射降低、意識障礙、激動、木僵、抽搐、昏迷、噁心、嘔吐、腹痛、腹瀉、便秘。

2. 新陳代謝異常

　　危重病人新陳代謝異常併發症，主要有急性腎上腺功能不全、高血糖症候群、甲狀腺風暴、黏液水腫昏迷。急性腎上腺功能不全的高危險群包括：愛滋病、瀰漫性肺結核、敗血症、急性抗凝療法、冠狀動脈繞道手術後病人、類固醇戒斷期未滿1年病人；臨床表現有全身無力、噁心嘔吐、腹痛、姿勢性低血壓、低血鈉、高血鉀、低血糖、酸中毒以及腎前氮質血症。高血糖症候群、甲狀腺風暴、黏液水腫昏迷可能是原發性病徵，也可能是併發症。

（九）其他

1. 貧血

　　感染、免疫疾病、失血過多或生成不足、創傷、手術後遺、使用抗凝血藥物……等，導致紅血球或全血降低。

2. 營養不良

　　壓力性潰瘍、腸缺血導致細胞萎縮、消化功能降低、胃腸蠕動降低、麻醉或嗎啡止痛影響、肝合成蛋白能力降低、抗生素使用、化放療後遺、疾病本身營養損耗增加、管灌食品……等，都會導致營養不良併發症。

3. 肌肉骨骼痠痛

　　肌肉及骨骼內血液灌流不佳，引起的臨床症狀是：肌肉疼痛、關節疼痛、骨頭痠痛。

4. 休克

　　休克有四種主要類型：A.心因性休克。B.低血容性休克。C.分佈異常性休克。D.阻塞性休克。低血壓低血氧之休克屬心因性休克，主要是心臟功能不全，心輸出量下降，全身血管阻力升高。出血、嘔吐、腹瀉或第三區流失液，屬低血容性休克，表現為低心輸出量，全身血管阻力升高。敗血性休克、過敏性休克、急性腎上腺功能不全及神經性休克，屬分佈異常性休克，心輸出量正常或增加，全身血管阻力降低。阻塞性休克如心包填塞、肺栓塞，表現是低心輸出量，全身血管阻力升高。

　　休克是低血壓合併器官低灌流，會導致器官功能失常、內在性發炎、多器官衰竭、甚至死亡。器官的低灌流徵兆是神智狀態改變、乏尿或乳酸中毒。

5. 瀰漫性血管內凝血—— DIC

　　瀰漫性血管內凝血是危重症最危險的疾病，可因許多基礎疾病所導致，其病理是纖維蛋白沉積和纖維蛋白溶解同時進行，造成高凝及易出血傾向。當病人併發瀰漫性血管內凝血，即表示生命已至末期。

6. 多器官衰竭

病人持續24小時以上，有兩個或兩個以上器官系統衰竭。如急性呼吸窘迫症候群須考慮肺臟衰竭；平均動脈壓≦49mmHg，心率≦54次/分，須考慮心臟衰竭；尿量≦500ml/24h，BUN≧100mg/dL，Creatinine≧3.5mg/dL，須考慮腎臟衰竭；WBC≦1000/mm^3，血小板≦2萬/mm^3，須考慮造血系統衰竭；Glasgow未鎮靜時評分≦6分，須考慮神經系統衰竭；血清膽紅素≧6mg/dL，或凝血酶原時間在沒有抗凝血治療下比正常值≧4秒，須考慮肝臟衰竭。[2][3][4][5]

㊂ 身體對疾病產生的反應

（一）疾病本身因素

發炎產生高代謝，疾病本身的耗氧需求上升，疼痛虛弱造成沒有效率的換氣，進食減少，腸道細胞的萎縮退化，分解代謝增加，西藥副作用，面對疾病的心身壓力，以上會加重病情惡化。

（二）組織灌流不足

發炎後期或缺血缺氧性疾病，皆會進展至器官低灌流。組織細胞灌流不足，使細胞產生能量機制之粒線體氧化發電和糖解路徑等損傷，導致代謝降低及電解質紊亂，細胞內外的能量、酶、廢物無法交換與釋出；大量的鈣離子進入細胞內，改變蛋白質與脂質，引起全身性血管痙攣；微血管通透性增加，細胞內外水腫浸潤萎縮或纖維化，二氧化碳排出困難；最

後細胞ATP耗盡，導致細胞死亡，此為不可逆轉之缺血缺氧性傷害。

（三）手術麻醉

麻醉劑、嗎啡類藥劑會抑制腦幹的呼吸中樞，產生不同程度的低血壓、心跳過慢、呼吸抑制，手術後的噁心、嘔吐、頭痛、眩暈、焦慮、譫妄、呼吸困難，甚至癲癇，皆可能是麻醉劑的作用後遺。

（四）交感神經系統活化

疾病本身所帶來的壓力反應，使交感神經活化，刺激腎上腺系統，引起全身性過度興奮，在亢奮期，體溫、血糖、乳酸、血脂、腎上腺皮質醇等異常增高，導致心搏過速及心臟負荷增加，之後進入急速衰減，再加上低血氧及水分、電解質的不平衡，更容易造成心肌缺血，加重全身性灌流不足。

（五）應激反應的續發性傷害

細胞發生缺血、缺氧等病變時，使谷氨酸、凝血酶、血漿蛋白、血小板、白血球、介白質、干擾素、前列腺素等過度釋放，交感神經—腎上腺髓質系統的過度興奮，致體溫、血糖、乳酸、血脂、類固醇等異常增高，血液流變學、血小板黏附與聚集功能異常，以上細胞損傷後之應激反應，造成嚴重程度不同的續發性傷害。

（六）再灌流的傷害

血液重新灌流，自由基含量增加，特別是活性氧物種，其部分還原氧分子自由基，具有劇毒，會傷害油脂、蛋白質、核酸，並誘導細胞膜和其他細胞組成的傷害。

（七）代謝廢物的阻滯

發炎性或低血壓、低血氧，會誘導興奮性谷氨酸、凝血酶、血漿蛋白、血小板、白血球、介白質、干擾素、前列腺素、血糖、乳酸、血脂、腎上腺皮質醇等過度釋放或異常增高，血小板黏附與聚集功能異常，這些病理性代謝廢物，會阻滯並干擾組織器官的修復。[2][3][4][5]

（八）藥物副作用

如麻醉劑可產生不同程度的低血壓、心跳過慢、呼吸抑制，手術後的噁心、嘔吐、頭痛、眩暈、焦慮、譫妄、呼吸困難，甚至癲癇；麻醉劑也有相當的肝毒性及腎毒性。

止痛劑、肌肉鬆弛劑的副作用與麻醉劑相似，只是程度及劑量差異；且止痛劑可能使橫隔肌功能缺損、掩蓋心肌缺血之胸痛，加重低灌流的病情，增加感染機會。

根據各種利尿劑的作用機轉不同，會造成各種電解質及酸鹼平衡的障礙，神經、肌肉、心肺、胃腸、腎臟等各系統功能的紊亂損傷，加重影響低灌流。

抗生素有肝腎的毒性，可能造成藥物性肝炎、腎炎；降低腸道對營養的吸收；可能產生程度不一的過敏，嚴重者導致休克；對皮膚、黏膜、血管內皮等上皮細胞有相當刺激，輕者口糜、皮膚紅疹，重者全身發炎水腫，如史蒂文生強生（Stevens-Johnson）症候群等。

非類固醇消炎藥（NSAID）可能升高AST、ALT、BUN、Creatinine，加重虛弱、胃炎、水腫，類固醇可能加重肝炎、腎炎、抑制感染徵兆；遞減類固醇時，病人腎上腺因藥物反饋受抑，及交感神經壓力作用後衰竭，可能導致病人術後1至2週，急速誘發低血壓低血氧的各種併發症。

升壓劑如Dopamine、Norepinephrine（Levophed），會加重血管痙攣、組織缺血，亦有頭痛、嘔吐、心悸、高血壓、高血糖、尿液滯流、升高BUN及Creatinine。升壓劑的遞減期，亦須注意交感神經壓力作用後衰竭之急性低灌流產生。

疾病的壓力應激會使血糖升高，或原有糖尿病者血糖控制不良，胰島素的治療過當，會有疲倦、低體溫、噁心、譫妄、麻木、痙攣、喪失知覺等低血糖徵象；胰島素亦可能有血管水腫之過敏反應。[6]

四 觀察與診斷

（一）西醫實驗數據診斷

1. **生命徵象**：體溫、血壓、血氧、心搏、尿量。
2. **尿液檢查**。
3. **血液學檢查**：RBC、Hb、WBC、WBC DC、PLT、APTT、PT。
4. **生化檢查**：AST、ALT、LDH、r-GT、T-protein、Albumin、 T/D-Bilirubin、Amylase、Lipase、TG、CHO、 ac glu、Ammonia、 HbAlc。
5. **腎功能檢查**：BUN、Creatinine、BUA、eGFR。
6. **電解質**：Na^+、K^+、$Ca2^+$、$Mg2^+$。
7. **免疫性**：ESR、CRP、ANA、C3、C4，其餘依各種免疫性疾病之相關檢驗。
8. **其他診斷方法**：X光、電腦斷層、MRI、超音波、PET、腦電圖……

（二）中醫之觀察與診斷

1. 基本體徵診斷

中醫傳統五色五官五部、基本體徵，藉由觀察面色、皮膚、神識、肌肉、表情、痰液……可探知並診斷疾病的深淺虛實，如：

- 神經學檢查，可知神經功能缺損的程度及預後。
- 觀察咳嗽狀態，可探知橫隔肌功能、痰液的深淺、病人心肺狀態。
- 觀察痰液，濃稠黏膩或水狀清稀或乾咳無痰，可探知肺部排痰能力、代謝廢物的多寡、感染主要來自肺部，或其他部位。並提供中醫虛實寒熱辨證的參考。
- 觀察引流液是清澈或濃稠度高或仍有血水或參雜膿液，可探知屬寒證或熱證或感染。
- 觀察尿液的色澤與尿量，解尿時的暢滯，除了可探知虛實寒熱之外，亦可推斷是否發炎，器官低灌流，肝、腎損傷，麻醉及止痛劑的過當，藥物過敏等。
- 觀察腹部，若腹部舒緩，大便正常，表示腸蠕動正常，營養吸收及代謝廢物可順利進行；若腹部膨滿、脹大、硬痛、便秘，表示腸蠕動麻痺，部分平滑肌痙攣，幽門痙攣和氣體、糞便的停滯，代謝廢物的阻滯並干擾神經，且增加肝、腎毒性及內因性感染機率。
- 觀察水腫狀態，是否有下肢水腫，或面腫，或全身硬腫，或寸口動脈按壓有陷痕，是否伴隨喘悸，是否有腹水，缺盆是否浮腫等，可知病位及內臟的損傷程度。
- 觀察面色膚色，是明亮紅潤，或面赤目赤，或暗沉晦滯，體膚是冷或溫或熱，可探知病情的寒熱虛實。

- 參考中醫脈象的主證、主病。但須注意，在危重病期時，麻醉藥、嗎啡類止痛藥、類固醇、胰島素、甲狀腺素、升壓劑等，會造成脈動的假象。如類固醇、升壓劑會使瀕臨休克的病人脈動仍長大有力；顱內壓升高，將形成腦疝危症，其脈動可能沉遲有力；低血鈉可能脈動數或遲。故須與其他證象合參，避免思慮不周，影響判斷與治療。

2. 寒熱虛實的判斷

- **神識**：常見癲癇、抽搐、幻聽、幻視，若躁擾易怒、言聲粗大、妄見鬼神、高叫漫罵屬實；神識昏蒙、靜默呆滯屬虛，但須考慮實證者因神經安定劑的使用，臨症不易表現。
- **熱象**：高熱不退或面紅赤但熱不高屬實；寒熱往來或黃昏後發熱屬氣陰兩虛；逆冷屬虛。
- **色象**：膚赤面赤，或面膚紅腫，或面膚瘀紫屬實；面色蒼白甚至浮腫屬虛。
- **汗象**：大汗或汗出如油，味穢重濁屬實；冷汗或無汗，味淡或無味屬虛。
- **呼吸氣息**：喘急氣粗，呼吸音大屬實；呼吸短促但乏力屬虛。
- **肌肉**：僵緊硬腫屬實；鬆軟無彈性屬虛。
- **痰液**：痰涎壅盛，痰液黏稠，味腥臭腐敗屬實；痰稀且多，無臭味屬虛。
- **牙關**：牙關緊合，口噤不食，口臭屬實；牙關鬆軟無力，無口臭屬虛。
- **目睛**：避光，目不易閉，眼瞼痙攣，眼腫，目赤多眵，或閉眼硬緊屬實；閉目或定睛，清淚屬虛。
- **唇及舌**：唇厚瘀黑，或舌絳外吐，甚者舌卷焦黑屬實；唇白或暗

紫，舌體胖大鬆軟屬虛。

- **胸腹症狀**：胸肋滿脹，連臍腹皆硬，腹如覆盤且大實痛屬實；腹鬆軟，但可能喘急夾飲（腹水，胸肋膜積水，心包積水）屬虛。

- **二便**：二便皆閉，或便秘，或尿閉，但尿味腥臭色黃屬實；腹瀉、尿失禁、尿清無臭味，少尿甚至無尿屬虛。

- **脈動**：脈弦緊急實洪大，或沉實遲大屬實；細弱遲結代屬虛。

- **肢體**：肢體不遂，或偏癱。兩手握固，全身拘急僵硬，張力急且強屬實；肌肉軟而無力，張力弱且鬆屬虛。

- **引流液**：濃稠度高，或仍有血水，或參雜膿液屬實；清澈屬虛。

- **淋巴液**：黏稠味穢腥臭屬實；清澈稀濕無味屬虛。

（三）臨床症狀及參考指標的警示

中醫藥參與治療應注意的基本指標：

- 應注意體溫、血壓、血氧、心搏速度、血糖、意識、尿量、血液常規檢查、生化檢查、電解質等基本指標所代表的警示。

- 低體溫、低血壓、低血氧濃度、低血糖、低血色素、低蛋白血症、低血鈉，都會導致器官低灌流的併發症。

- 體溫升高或降低可能是感染或藥物誘發。

- 血壓高會加重心、腦及內臟低灌流。

- 呼吸加快或心跳加速可能是乳酸中毒或發炎感染。

- 譫妄、癲癇、意識改變，或術後延遲甦醒，表示中樞神經損傷。

- 頭痛、眩暈、噴射性嘔吐，表示顱內壓升高。

- 心律不整或心搏過速或胸痛，表示心臟損傷。

- 神智狀態改變、乏尿或乳酸中毒，表示器官低灌流，也可能面臨休克。

- 血小板持續降低，是早期感染的指標。
- WBC升高，表示內毒素或外源性感染。
- 老年或虛弱病人，感染期常無發熱，當WBC＞12000/mm^{3}或＜4000/mm^3，可能已併發感染。
- AST、ALT急速升高，表示急性肝炎或藥物性肝炎。
- AST、ALT輕度升高，但ALB降低，r-GT、膽紅素（bilirubin）持續升高，須預防肝衰竭。
- BUN、Creatinine持續升高，須預防腎衰竭。
- 若BUN升高至90mg/dL，須囑咐預防性單次洗腎。
- 鉀、鈉、鈣、鎂、磷等電解質失衡，會有心血管、神經肌肉、胃腸道的急性症狀，容易和其他併發症的症狀混淆，亦可能致命。
- 譫妄是急性腦衰竭的警訊，治療延遲，會漸發木僵、昏迷、抽搐，甚至死亡。
- 器官低灌流，影響的範圍為：心肌缺血、腦水腫、肝衰竭、腎衰竭、胃潰瘍、腸缺血、脫疽。[7]

五 中醫治療思路

（一）中醫危重症的治療原則

- 治療或控制既有疾病。
- 治療發炎反應。
- 加強組織灌流。

- 預防感染。
- 預防交感神經活化後遺及續發性傷害。
- 清除代謝廢物。
- 降低西藥副作用。
- 預防高顱內壓。
- 注意電解質或代謝失衡。
- 顧護胃氣。
- 加強營養。
- 啟動生機，預防心身症。

（二）中醫藥治療方法的應用

1. 清熱解毒藥

　　清熱解毒藥有消炎、抗菌、解熱、利膽、利尿、止血及鎮靜作用，有瀉下作用，防止大腸吸收毒素，為廣效的抗菌藥，可減少耗氧，平息續發性的傷害，抑制免疫性及過敏性發炎狀態，降低應激性血糖升高，預防內因性或外源性感染；亦能治療危重症的的各種合併症，如：高膽固醇、高中性脂肪、高尿酸血症、高AST/ALT、高血糖、高血壓、細胞及血管發炎、感染、熱性出血、化放療藥物之灼傷、腦與內分泌過度亢進、血管及上皮細胞異常增生，能削弱組織胺、利尿、促膽汁及胰液之分泌。

　　若為器官低灌流併發症，雖然多見氣虛、血虛、陽虛諸證，但在大隊補氣血補陽藥中，仍須考慮西藥抗生素、利尿劑使用後的傷陰體徵，或交感神經—腎上腺髓質系統興奮、應激性高血糖、胃潰瘍出血等真寒假熱，或預防補氣補陽藥之化燥，或預防感染等諸多因素，而酌加清熱解毒藥以制衡。

2. 活血化瘀藥

活血化瘀藥可改善組織細胞缺氧、缺血，谷氨酸、凝血酶、血漿蛋白、血小板、白血球、神經節糖苷、介白質、干擾素、前列腺素等過度釋放，交感神經─腎上腺髓質系統的過度興奮，致體溫、血糖、乳酸、血脂、類固醇等異常增高，血液流變學、血小板黏附與聚集功能異常，纖維蛋白沉積和纖維蛋白溶解造成高血凝及易出血傾向。

臨床上低灌流性併發症，亦多見血瘀證象，應激性血糖升高、胃潰瘍或出血、腹滿便秘，是血熱血瘀的表現。縱使一派虛寒，治療上亦須考慮加入適量活血化瘀藥，因活血化瘀可清除代謝廢物、改善血液黏稠度、降低續發性傷害、改善萎縮及纖維化、增加細胞供氧供血機會。

應用活血化瘀藥治療，最好選用活血化瘀，兼涼血止血藥物，因為此類病人雖屬血瘀證，但多血小板耗損，凝血功能不佳。

3. 通腑藥

危重症病人，須注意腹徵及排便狀況。若是發炎性，多為實熱性便秘，若是術後或器官低灌流，多屬氣虛血虛或陽虛性便秘；各種原因引起的高顱內壓，亦多會發生便秘；若腹部硬滿大實痛，腹如覆盤且推按有阻力，屬實熱證，以清熱解毒藥合併大黃、芒硝通腑瀉熱，若腹軟體虛無力，以補氣溫陽合併大黃治療。危重病人的便祕，乃神經傳導阻滯，或腸道蠕動麻痺，或平滑肌、幽門、橫隔膜、肝漿膜痙攣緊張。治療時需合參全身及腹部狀況，亦須考慮交感神經興奮或抑制，可在主症處方上加入柴胡、白芍、枳實、厚朴等。

使用通腑藥可通便，排除代謝廢物，降低腦壓、血壓，降低Ammonia對腦的傷害，解除幽門、橫隔膜、肝漿膜痙攣，降低內毒素的自發性感染。故治療危重病人，縱然西醫已使用軟便劑，仍須考慮給與輕劑

量之通腑瀉熱藥。

4. 化痰利濕藥

發炎期誘導淋巴液過度增生，或腦部、心臟、肺部、肝臟、腎臟等臟器的低灌流，必會造成不同程度的體液或黏液滯流。淡滲利濕藥是發炎期或術後或低灌流期必用的藥物。

及時清除體液廢物，可改善鬱血、細胞栓塞、血栓、淋巴液、氣管及食道的黏液及濃痰、神經傳導介質的異常增生、免疫細胞撲殺腫瘤或病毒的代謝產物、化放療各階段的病理性廢物，調節電解質的平衡，解除內臟及各細胞功能處於受抑制且呆滯的狀態，加速細胞獲得修復，減少細胞凋亡，對減輕後遺症有極大助益。

5. 補氣血、補腎陽藥

補氣血、補腎陽藥物：

- 可改善組織器官的低灌流，啟動全身細胞產生能量。
- 可增強骨髓幹細胞造血，增強心肺帶氧的能力，增加腎血流及EPO的製造，對腦、肝、胃腸等器官功能的改善。
- 可修復腦和組織器官的細胞，阻止細胞凋亡，並增強免疫。
- 可解除麻醉、止痛劑對中樞神經及心肺功能的抑制。
- 補氣血、補腎陽藥物的提早使用，可預防交感神經活化後衰竭，及既有腎上腺、甲狀腺功能低下病人術後產生急速功能不全。
- 當西藥有使用類固醇、升壓劑、止痛劑，須考慮提早使用補氣血、補腎陽藥物，預防體內因人工藥劑的反饋作用，導致急速潰乏或衰竭。

6. 滋陰降火藥

滋陰降火藥主要應用在凡屬陰虛或骨蒸勞熱，或津液耗損、陰虛內

熱動火之疾病，如內分泌過亢、異常興奮、高血壓、高血鈣、高血糖、高泌乳激素血症、高甲狀腺素，有煩躁、口乾舌燥、不能鎮靜、不能入眠等症，及化放療灼傷、抗生素控制不良之低熱……等。

7. 重鎮平肝

危重症病人不論是原發性或續發性之顱內壓增高、血壓高、血糖高、甲狀腺亢進、高泌乳激素血症、腫瘤性內分泌過亢、腫瘤異位激素分泌異常旺盛、腦神經亢奮之狂躁、不能鎮靜、嚴重睡眠障礙……適用於重鎮平肝法治療。

8. 解表及通竅

解表及通竅，是通過改善腦及身體各種調節能力，解除經脈、循環、神經、免疫、各種屏障的抑制狀態，喚醒自身的抗病能力，順利將病毒、細菌、代謝廢物排出體外，且能增加藥物的療效。在通竅的運用上，臨床常用麻黃、細辛、吳茱萸、銀杏葉、甚至蟲類藥通竅，麻黃強心、發汗、利尿、通十二經脈，透過腦部解除呼吸、發汗、體溫、心腎的功能受到抑制；細辛、吳茱萸溫通，強心並擴張血管；蟲類藥乃搜刮之品，能改善微循環的瘀凝；銀杏葉治療感染所致或黏液性的淋巴腫、象皮腫，是必用的通竅藥。

㊅ 病案舉例

（一）急性頸椎挫傷

女性，48歲，頸椎退化病史，急性跌挫後發生頸項綜合徵，經西醫診斷建議手術，病人執意服中藥。

【症狀】

頸以下癱軟乏力，步履遲緩，頸周及耳後腫熱，面紅熱，咽痛，吞嚥困難，耳鳴，耳痛，頭痛，頭暈，嘔吐，體麻肢麻，心悸，心搏速，焦躁，易怒，口乾舌燥、便秘，舌質紅苔黃，脈弦數。

【診斷】

太陽陽明合病之實熱證。

【治療】

急性期

葛根湯加方：

葛根8、麻黃3、桂枝5、赤芍5、甘草4、生薑3片、大棗8枚、黃芩10、黃連5、陳皮5、半夏5、茯苓8、澤瀉8、沒藥5、桃仁5、大黃1、川七3（單位：錢）。

緩解期

依症狀以半夏白朮天麻散、柴胡桂枝湯、補陽還五湯、聖愈湯、十全大補湯……等。

加減運用，如：神經性水腫加茯苓、澤瀉，焦躁不眠加柴胡、甘草、大棗，發熱加清熱藥，瘀痛加活血化瘀藥，手足麻逆冷或虛倦加乾

薑、附子、肉桂，注意開脾胃、通便。

（二）紅斑性狼瘡急性發作

女性，35歲，少年曾罹患SLE，近十多年無恙，生育2子。因感冒發熱症狀，急診注射克流感後，誘發中樞神經性SLE。

【臨床表現】

ICU，昏迷，呼吸器，鼻飼，腦壓高，血壓高，高熱不退，全身性水腫，四肢瘀紫，腹脹硬，二便秘，脈沉實數。

【診斷】

表裡三焦實熱證。

【治療】

急性期

大柴胡湯加方：

柴胡6、枳實5、赤芍5、甘草4、生薑3、大棗5、大黃3、黃芩8、黃連5、黃柏8、茯苓8、澤瀉8、桃仁5、川七3（單位：錢）。

中　期

意識清醒，正常進食、呼吸及交談，但胸椎以下癱軟無知覺，下肢水腫，二便秘。

‧診斷：氣虛陽虛合併水濕停聚；治以大補腎陽，利濕化痰。

‧處方：補陽還五湯加方：

黃耆20、當歸4、赤芍4、川芎3、丹參4、桃仁4、乾薑5、附子5、玉桂5、黃芩5、茯苓8、澤瀉8、麻黃1.5、陳皮5、大黃3（單位：錢）。

中後期 促類固醇停用階段。

- **診斷**：氣陰兩虛，或免疫過亢；治以補氣血加養陰退熱。
- **處方**：聖愈湯加方：

黃耆15、丹參4、生地黃5、當歸4、赤芍4、川芎3、黃芩5、黃柏5、青蒿5、地骨皮5、附子1.5、玉桂3、陳皮4、砂仁4（單位：錢）。

後　期 類固醇停用約半年後。

- **診斷**：免疫過亢。
- **處方**：育生免疫過亢方或加味逍遙散加方。

（按：育生免疫過亢方組成：黃芩、黃連、黃柏、蒼朮、甘草、青蒿、知母、地骨皮。）

（三）腦動脈瘤破裂術後持續昏迷

男性，56歲，腦動脈瘤破裂，術後6個月。

【臨床表現】

仍持續昏迷，呼吸病房，鼻飼，導尿，呼吸器，反覆感染，咳痰困難，白黏稠痰，血氧90至92％，光反射（＋），痛反應（＋），面僵體僵，黃昏後低熱，左半身癱，腹按壓有阻力，大便秘，使用軟便劑，脈弦數帶芤。

【診斷】

氣虛餘熱未盡。

【治療】

補陽還五湯加方：

黃耆15、丹參5、川芎3、當歸3、桃仁4、沒藥4、麻黃3、半夏4、甘

草4、陳皮5、黃芩8、黃連3、青蒿8、乾薑1、附子1、柴胡4、白芍4、大黃1（單位：錢）。

＊餘熱未盡改善後改方：

黃耆20、丹參5、川芎3、當歸3、沒藥4、麻黃1.5、半夏4、甘草3、陳皮5、黃芩5、黃連1.5、黃柏5、乾薑3、附子3、熟地黃5、玉桂子5、人參3、大黃1（單位：錢）。

服藥3個月後，可神清6H，扶起可坐，可以紙筆簡單溝通。

（四）洗腎後併發低血壓、低血氧、高顱內壓、腸阻塞

女性，52歲，透析後血壓降至60/40mmHg。

【症狀】

反覆短暫性昏迷，面浮腫，喜悲，妄見鬼神，頭大痛，眩暈，嘔吐，神滯，喘息吸短，近無脈，腹大痛，便秘，止痛及軟便無效。

【診斷】

氣虛陽虛合併臟躁痰濕。

【治療】

補陽還五湯加方：

黃耆20、丹參5、川芎3、當歸3、桃仁4、乾薑5、附子5、玉桂子3、黃芩4、茯苓8、澤瀉8、半夏4、枳實4、厚朴4、大棗10、芒硝3、大黃1、人參5（單位：錢）。

（五）抗生素急性過敏性休克

女性，65歲，因膝腿挫傷髕骨骨折，傷口瘀腫出血，注射抗生素。

【症狀】

立即性昏迷，ICU，呼吸器，鼻飼，四肢脫疽，高熱，面赤，痰稠，體僵，瘀腫，尿少，便秘，腹滿實硬。WBC↑、ESR↑、GLU↑、CRP↑。

【診斷】

太陽少陽合病之大實熱證。

【治療】

大柴胡湯加方：

柴胡6、黃芩8、枳實5、赤芍5、半夏4、甘草3、大棗4、大黃3、黃連8、黃柏8、茯苓8、澤瀉8、厚朴5（單位：錢）。

病人昏迷當日立即灌服中藥，快速清醒，接續治療，無殘留後遺症。

（六）化療後併發心衰、腎衰、低蛋白血症、低血鈉症

男性，68歲，縱隔腔生殖細胞癌。

【症狀】

化療後昏厥，醒後吸短喘急，胸腔積液，全身水腫，脫疽，四肢抽痛甚，面晦無華，腹脹大不能進食，神經性逆嗝，尿少，便溏，脈細弱，低血壓，低血氧，WBC=2500/mm^3、Hb=9.5g/dL、ALB=1.9g/dL、BUN=35mg/dL、Cr=2.8mg/dL、Na=126mmol/L。

【診斷】

脾腎陽虛，痰濕停聚。

【治療】

香砂六君子湯加方：

陳皮8、半夏4、砂仁4、白朮5、甘草4、茯苓8、澤瀉8、麻黃3、肉桂3、乾薑5、附子5、黃芩5、葶藶子8、人參5、川七3／加6g鹽服（單位：錢）。

參考文獻

1. 鄭淑鎂：大柴胡湯證與急性高顱內壓之症象比較研究，遼寧中醫藥大學碩士論文，2007年。
2. 鄭淑鎂：中醫對術後誘發低血壓低血氧併發症治療，中西結合神經醫學雜誌，2008年。
3. 林世崇主編：基礎重症醫學，藝軒圖書公司，台北，2000年，P.99-145。
4. 楊雪松等譯：實用急症處理手冊，合記出版社，台北，P.115-278。
5. 許淑霞等編：手術期照護、麻醉、疼痛控制及重症照護，合記出版社，2004年，P.8-77。
6. 陳長安編著：常用藥物治療手冊，2008年，P.5-798，P.1220-1380。
7. 黃嘉文編譯：各科門診醫學評估、診斷、檢查與治療，合記出版社，台北，2003年，P.11-20。

腦水腫的中西醫結合
治療探討

摘要

　　腦水腫是中樞神經損傷的綜合病症，廣泛出現在各種腦部的直接損傷及繼發於內臟或整體損傷之後，例如腦感染、中毒、腦挫傷、腦血管栓塞、出血、血管瘤破裂，血液疾病、敗血病、中暑，肝性、肺性、腎性、高血壓性、糖尿病性等腦病……等。

　　臨床上若見病患頭痛、眩暈、嘔吐、視神經水腫、煩躁、意識混亂、癲癇發作、甚至昏迷……等，就應考慮病情已進入腦水腫甚至高顱內壓的階段。

　　若腦水腫的病情惡化，隨即併發高顱內壓及腦疝脫，甚至造成腦細胞不可逆的損傷及液化，若病灶屬局部，則見失語、偏癱、偏盲……等症狀；若屬全面性，則形成扁桃體疝，壓迫延髓呼吸中樞，終將危及生命[3][8][9]。

　　中醫將腦水腫依臨床表現，區分為表裡三焦實熱、膀胱水蓄、痰飲為病、熱毒熾盛、肝陽上亢、氣虛血瘀、血蓄等證型，分別處以不同的方法治療，有良好的效果及理論依據[1][2]。

前言

　　腦水腫（Brain edema）是中樞神經系統損傷或腦部以外之內臟器官、內分泌、及代謝障礙時，廣泛出現的一綜合病症。

　　因顱腔之特殊生理環境，腦水腫的病程進退，可指示病情的改善或危重程度。若腦水腫病情惡化，隨即進入高顱內壓（Intracranial hypertension）甚至形成腦疝（Brain herniation），終將危及生命。故熟悉腦水腫的病因病理，臨床表現及治療，有助於搶救病患。

　　西方醫學在治療腦水腫已有相當的經驗與療效，但由於腦水腫的起病屢屢急驟，病因廣泛，搶救時機往往影響病後之神經功能損害程度，臨床上確有許多困難及病情凝滯之處。

　　自古中醫對腦水腫病症之臨床觀察細微，長久之豐富人體實驗過程。歷代醫家累積許多寶貴治療方法，依不同病因產生的不同證型，分別施治，常能在臨危參與治療時，加速病人清醒及穩定病情，並可補救各種治療之後遺。

（一）腦水腫（Brain edema）的定義

　　腦部內的水分異常增多，即稱為腦水腫。

　　腦組織的細胞內或細胞外的水分增多，而使腦的體積和重量增加。過去將腦細胞外的液體增多稱為腦水腫；將細胞內液體增多稱為腦腫脹（Brain swelling），在病理過程及臨床表現，兩者不易區分且常同時存在，所以現統稱為腦水腫[3][5]。

（二）腦水腫發生的病理機轉

　　腦需要大量的葡萄糖和氧不斷供應，這兩者由循環送達，佔靜息心排出量的15%和全身氧氣消耗量的20%。

　　腦水腫發生的機轉即是腦部的發炎、缺氧、缺血、佔位性。任何急性或慢性腦中樞損傷，而導致直接或間接腦部的發炎、缺氧、缺血、佔位性擠壓，如：各種腦部的感染、炎症、中毒、頭部創傷、頭部或身體急性大出血、腦動脈瘤破裂、低血壓、低血糖、腦血管栓塞、出血、梗塞、腦瘤、腦膿瘍、腦寄生蟲、肝性腦病、肺性腦病、腎性腦病、妊娠中毒、水電解質平衡紊亂、敗血性腦病、腦腫瘤栓塞或輻射後遺、血液疾病、高血壓性腦病、高血糖性腦病、腎性腦病……等，都會發生腦水腫[2][3]。

腦水腫發生的病理機轉主要有四點：

（一）腦細胞代謝障礙及電解質失衡

腦細胞一旦發炎、缺氧、缺血，即產生代謝障礙及電解質紊亂，細胞內外的能量、酶、廢物無法交換；鉀離子游離出細胞外，大量的鈉離子、氯離子進入細胞內，形成氯化鈉，造成細胞內水分子增加而腫脹；大量的鈣離子進入細胞內，破壞蛋白質與脂質，引起小動脈痙攣，更惡化腦細胞水腫。

（二）血腦屏障（blood-brain barrier，BBB）

大腦組織發炎、缺氧、缺血，或動脈壓過高，都會使腦內微細血管壁的通透性增加，損害血腦屏障，使腦組織液體明顯增多。

（三）微血管自動調節機制損害

腦內微細動脈與微細靜脈，受神經及血管活性物質的自動調節，維持一定的壓力平衡，若腦血流灌注壓（cerebral perfusion pressure，CPP）下降到60mmHg或升高至160mmHg時；或腦部受到傷害，都會使自動調節機制受損，發生腦水腫。

（四）顱內靜脈壓增高

若顱內靜脈壓增高，會使腦組織的靜脈回流吸收障礙，液體瀦留在腦內，腦脊髓液又不斷製造，即引發腦水腫[3][5][7]。

㊂ 腦水腫的分類

依據病理差異，腦水腫可分為四種：

（一）血管源性腦水腫（Vasogenic edema）

腦血管破損，體液從破損的血管壁滲漏到細胞外間隙，這些細胞外液，會慢慢被吸收流入腦室內，和腦脊髓液（Cerebrospinal fluid，CSF）會合。

（二）細胞毒性水腫（Cytotoxic edema）

細胞的新陳代謝及離子產生紊亂障礙，造成腦細胞內腫脹。

（三）間質性腦水腫（Interstitial edema）

又稱阻塞性腦水腫（Obstructive hydrocephalus）。脈絡叢（Choroid plexus）每天分泌CSF約500ml，CSF流經腦室系統，並由第四腦室的馬讓迪（Magendie）氏孔及路施卡（Luschka）氏孔進入蛛網膜下腔，被再吸收，流入靜脈系統內。當這些通路任何地方堵塞，CSF吸收受阻；或CSF製造過多，如脈絡叢乳頭瘤（Choroid plexus papilloma）或腦部內發炎，都會造成平衡失序，形成間質性腦水腫。

（四）滲透壓性腦水腫（Osmotic edema）

因滲透壓降低造成細胞內水腫，水腫液主要聚集於膠質細胞，細胞外間隙正常，血腦屏障亦未破壞。此見於急性水中毒（Water intoxication）[3][5][7]。

四 腦水腫的病情進展

依腦水腫發生的範圍及輕重程度區分，若病情惡化進展，可發生以下的病變：

（一）神經功能損傷

局部病灶致腦水腫惡化，可使腦損傷病灶之相應部位神經功能受損，如失語、偏盲、偏癱等。

（二）腦液化（Liguefaction）

又稱腦溶解，即腦細胞變性壞死。

當腦細胞持續缺氧缺血6小時，腦組織尚未有形態上改變；持續48小時，腦組織變得色淡、軟而腫脹；第2至10天，腦組織變得膠狀且易碎；第10天至3週之間，腦組織逐漸自行溶解液化，最後剩下一液體腔室空間。

（三）高顱內壓（Intracranial hypertension）

由於顱腔內的空間固定，腦水腫未即時改善，顱內壓隨即升高。臨床表現見頭痛、眩暈、視神經水腫、癲癇發作、意識紊亂、煩躁、脈搏減緩、呼吸加深……等顱內壓增高的症候群；同時高顱內壓亦更惡化腦水腫，二者惡性循環，終引致腦疝脫[3][5][8][9]。

（四）腦疝（Brain herniation）

當顱內壓極度增高時，腦組織便向壓力小的地方移位而形成腦疝，臨床上常見有：

1. 天幕疝（Tentorial herniatoin）

因顳葉的側面，被擠壓向天幕的游離緣。天幕疝會壓迫第三對腦神經，造成病灶側的瞳孔擴大及眼運動變差；亦會壓迫後大腦動脈而致缺血；並伴隨中腦及橋腦的出血。

2. 大腦鐮疝（Subfalcine herniation）

當大腦半球單側或不對稱膨大時，把扣帶回擠壓至大腦鐮下。大腦鐮疝會造成前大腦動脈分枝的壓迫。

3. 扁桃體疝（Tonsillar herniation）

小腦扁桃體移位，並穿過枕骨大孔，亦稱枕骨大孔疝。此型疝氣會造成腦幹壓迫，損及延髓生命呼吸中樞而危及生命。

腦疝發生前期，病人的高顱內壓症狀加重，到腦疝形成期間，初期腦幹尚能有一短暫時間代償性維持生命，到後期腦幹因受擠壓嚴重損害，轉變成呼吸衰竭，體溫降低，瞳孔散大，光反射消失，血壓下降、脈搏細弱，最後呼吸停止[5][7][8]。

㈤ 臨床表現

腦水腫的臨床症狀即顱內壓增高的症狀：

（一）西醫觀察

頭痛、嘔吐、視神經水腫，被稱為高顱內壓三大症。

1. **頭痛**：早晨比較嚴重，頭部轉動、彎腰或屈膝症狀惡化。
2. **嘔吐**：因高顱內壓刺激延髓嘔吐中樞，症狀的輕重程度與頭痛平行。
3. **視乳突水腫**：顱內壓增高時，壓迫視神經鞘和靜脈回流梗阻，發生視神經盤及乳突水腫。但在急性高顱內壓時，也可能不發生視乳突水腫。
4. **眩暈**：頭暈，體位不穩，病人常不願轉動頭部。
5. **癲癇發作**：一部分病人會發生。
6. **意識狀態**：早期出現表情淡漠、反應遲鈍、煩躁、不安、易怒，動作遲緩，呵欠，病情發展嚴重時，則出現意識障礙而至昏迷。
7. **生命體徵**：初期延髓代償，症狀見脈搏減緩，血壓增高，呼吸深而慢，後期中樞性循環衰竭，血壓下降，脈搏細緩，漸漸呼吸衰竭。
8. **其他體徵**：失語、偏癱、偏盲、瞳孔擴大……等。
9. **顱骨改變**：嬰幼兒則見骨縫分離、頭顱增大[3]。

（二）中醫觀察

中醫觀察急性腦水腫併發高顱內壓，除了有頭痛、眩暈、嘔吐之外，尚有其他臨床表現：

1. **觀熱象**：高熱不退，或面腫紅赤但熱不高，或寒熱往來。
2. **觀色象**：膚赤面赤，或面腫膚腫，或面膚瘀紫甚則紫黑。
3. **觀五官**：眼或開或閉，開者眼瞼痙攣，眼腫，眼紅多眵，或瞪大外凸；閉者硬緊不能開張。口或開或閉，閉者牙關緊合，口噤不食，開者萎緩不收。唇厚瘀黑，或舌絳外吐，甚者舌焦黑，口臭，氣粗，呼吸聲大。

4. **觀汗象**：汗出如油，或額汗如珠或大汗如雨。

5. **觀息及痰**：喘急氣粗，痰涎壅盛或黏膩不出，痰音拽鋸或喉中水雞聲、涎多不收。

6. **觀神識**：憂鬱、低潮、表現淡漠、反應遲緩、呆滯語遲、抽搐、癲癇、幻聽、幻視、煩躁易怒、言聲粗大、妄言禍福、發狂見鬼、高叫漫罵。

7. **觀胸腹症狀**：胸肋滿脹，連臍腹皆硬，腹如覆盤且大實痛；或胸肋滿，腹不硬不痛，但喘急夾飲（如腹水，胸肋膜積水，心包積水等）。

8. **觀二便**：代償性的腹瀉、尿失禁，或關格二便皆閉，或大便通暢但尿閉。

9. **觀脈動**：脈急實洪大或沉實遲大或沉細弱遲。

10. **觀肢體**：急性期發作為兩手握固或開鬆，握固則手足項背腰腿皆拘急僵緊；開鬆則全身癱軟無力如初生兒。慢性期發作為動作遲緩、肢體功能喪失麻痺、振搖辟地、搐搦、肢體偏癱、咀嚼困難、含水外溢……等[1][2]。

（三）不同病因引起腦水腫的臨床表現

依腦水腫的起病緩驟，可分為急性腦水腫及慢性腦水腫。急性腦水腫產生的病因包括：各種急性腦感染、中毒、急性大出血、免疫疾病、高血壓腦病、高熱中暑、顱腦外傷、各種代謝性腦病。慢性腦水腫最常見於顱內佔位性病變如腦瘤，腦膿瘍，腦寄生蟲病，另外是肝性、肺性、腎性、高血壓性、糖尿病性等腦病……等。

依腦水腫產生的病因亦可分為原發性腦水腫及繼發性腦水腫。茲分別說明於後：

1. 原發性腦水腫

即病因在顱腔所產生的腦水腫，臨床上表現如下：

（1）感染性腦水腫

有感染病因，如病毒性腦炎，各種腦膜炎，流行性腦炎，百日咳腦病……等，均可產生不同程度腦水腫。臨床表現有高熱、頭痛劇烈、嘔吐頻繁、躁動抽搐、頸項強直。嚴重感染患者，則出現昏迷、去大腦強直反應、Babinski體徵，甚至呼吸衰竭。

（2）頭部挫傷性腦水腫

頭部挫傷數小時後即可發生腦水腫，視挫傷的程度可出現局部性腦水腫或瀰漫性腦水腫。局部性腦水腫依損傷的不同部位產生相應之神經損傷如失語、偏盲、偏癱等。瀰漫性腦水腫多出現高顱內壓甚至腦疝。

（3）腦血管疾病引起的腦水腫

如大面積的腦栓塞、大病灶的腦出血、顱內靜脈竇血栓形成。臨床依不同病灶損傷而有不同的神經損害體徵，如失語、偏盲、偏癱等，並常出現高顱內壓甚至腦疝。

（4）急性中毒性腦病引起的腦水腫

因毒素作用於中樞神經系統產生腦損傷而引起的腦水腫，臨床上見有毒蛇神經中毒、巴比妥中毒、鉛中毒、一氧化碳中毒等。臨床上表現有劇烈頭痛、嘔吐、躁動不安、譫語、抽搐、癲癇發作、昏迷等。

（5）高血壓性腦病之腦水腫

當血壓過度升高時，腦內的小動脈廣泛性痙攣，腦血管阻力增加，腦血流減緩，微細血管內壓增高，通透性損害，致血管內液體及蛋白質滲透出血管外而引發急性腦水腫。臨床表現為血壓顯著升高，BP 200/120甚至BP 240/140，同時伴有劇烈頭痛、噴射性嘔吐、眼底出血或視神經水腫、失語、眩暈、偏癱、意識障礙等。

（6）顱內佔位性病變之腦水腫

顱內佔位性病變如：腦腫瘤、腦膿瘍、腦血腫、腦寄生蟲病等，因腫塊效應壓迫腦組織及阻礙腦脊髓液循環。臨床上有急性或慢性顱內壓增高之病徵。

（7）癲癇誘發腦水腫

癲癇持續性發作，可因呼吸障礙引起腦組織缺氧；亦會造成腦內水與電解質紊亂及酸中毒而引發腦水腫。癲癇發作臨床表現即有意識障礙，若發作時間過長或出現嘔吐現象，則應考慮腦水腫之產生。

（8）高熱中暑性腦水腫

持續性的高熱，若機體無法散熱調節體溫，會出現腦組織代謝紊亂，致腦部充血水腫及神經細胞水腫。臨床表現為體溫顯著升高（41℃），高熱無汗，脈搏增快，呼吸喘促，口燥渴，頭痛，頭暈，嘔吐，譫妄，精神錯亂，抽搐，癲癇發作，甚至昏迷。

（9）腦腫瘤栓塞、放療後遺之腫水腫

腦腫瘤經化學藥物栓塞治療或輻射治療（如電腦刀、X光刀、γ刀等），都可能產生急性或慢性腦水腫及腦細胞灼傷、腦膜沾粘、腦脊髓液回流不良等。其腦神經功能損傷或者在治療時即產生，或者在治療後數月甚至數年產生，神經細胞及纖維往往萎縮、退化、硬化、結痂、空洞而有不同程度之功能障礙。

2. 繼發性腦水腫

病因在顱腔以外引起之全身性功能障礙而波及中樞神經之腦水腫。如：

（1）缺氧、缺血性引起的腦水腫

如心跳驟停、過度低血壓、急性大出血致腦缺血、溺水窒息缺氧、嚴重電擊呼吸停止，以及吸入梗阻引起窒息……等，會引起腦細胞內水腫

而致急性腦水腫。臨床表現為兩眼外突、面色發紺，瞳孔放大，光反射遲鈍等。

（2）代謝障礙性腦水腫

肝性腦病，肺性腦病，尿毒性腦病，糖尿病性腦病，妊娠毒血，血液疾病，敗血性腦病……等各種代謝性腦病，均可能出現嚴重的腦水腫。臨床表現有頭痛，倦怠乏力，煩躁不安，精神紊亂，振顫，肢體抽動，嘔吐，眩暈，昏睡等，並伴有原發疾病的體徵。

（3）水與電解質紊亂性腦水腫

水中毒、酮酸中毒、高鈉或低鈉等引起的水與電解質紊亂，均能引起腦水腫。臨床表現為頭痛、嘔吐、抽搐、昏迷、譫妄等症狀。

（4）藥源性腦病之腦水腫

某些藥物引起腦組織過敏性中毒反應，增加細胞內滲透壓；或引起脈絡叢分泌過多腦脊髓液；或阻礙腦血液回流及致腦組織缺氧。這些藥物如抗生素、荷爾蒙、VitA、 VitD，心血管藥物、解熱鎮痛劑等都可能產生腦水腫。臨床上症狀為頭痛、嘔吐、眩暈、煩躁、抑鬱、疲倦等，依服用時間長短與劑量而有不同程度表現[4][5][6]。

（5）免疫疾病誘發急性腦水腫

各種免疫疾病急性發病期，如紅斑性狼瘡、多發性硬化症、貝希氏症，可能引起全身性發炎反應，導致腦部血管發炎腫脹，誘發急性腦水腫。臨床表現高熱、頭痛、眩暈、嘔吐、全身腫脹、抽搐、意識紊亂，甚至昏迷。

六 治療

　　首先應當保持呼吸道的通暢。病人應採取15至30度的頭高體位。優先針對病因治療，如急性中毒予以解毒，腦感染予以抗生素及消炎，糾正電解質紊亂，腦瘤手術摘除，急性高血壓予以降壓等。臨床上腦水腫的治療如下：

（一）西醫治療

1. 脫水療法

（1）高滲劑（Hyperosmotic drugs）：如尿毒、甘露醇、山梨醇等。

（2）利尿劑（Diuretics）：透過利尿，間接使腦組織脫水。

（3）輕瀉劑：如硫酸鎂（MgSo4）。

2. 腎上腺皮質激素

可減少血管及血腦屏障的通透性。

如：Dexamethasone、Dehydrocortisone、Hydrocortisone。

3. 低溫治療

將體溫降低至攝氏32至34度，對發炎之腦部有保護作用。

4. 高壓氣

可減少腦血流量，改善血管及血腦屏障之通透性。

5. 手術減壓

在搶救腦疝及藥物減壓無效時，切開顱骨；或腦脊髓液引流減壓。

6. 其他治療

　　如滲透壓性腦水腫（Osmotino edema）嚴格限制水分攝取，急性低血鈉（Hyponatremia）給予氯化鈉等。另外在腦水腫病情穩定後，給予促進細胞代謝的藥物或血管擴張劑等，促進細胞機能恢復及改善腦血循環 [3] [9]。

（二）中醫治療

1. 慢性或輕度腦水腫之中醫治療

　　各種病因引起的慢性或輕度腦水腫，中醫治療須優先考慮去除原發因素。如腦部感染須投以清熱解毒劑；血壓過低須強心升壓投以補氣補陽藥；腦寄生蟲病投以驅蟲藥；腦腫瘤在中藥控制或縮小後，須考慮手術摘除……等。

　　在去除原發因素同時，須與臨床表現的證型合併治療：

- ‧表實證者，以大柴胡湯或黃連解毒湯合併五苓散治療。
- ‧血壓高屬肝陽上亢者，以健瓴湯合併五苓散治療。
- ‧血壓過低屬氣虛血瘀者，以補陽還五湯加茯苓、澤瀉治療。
- ‧慢性血腫屬瘀熱瘀阻者，以乳沒四物湯合併五苓散治療。
- ‧顱內腫瘤視寒瘀或熱瘀，分別以芩連乳沒四物湯加茯苓、澤瀉或補陽還五湯加茯苓、澤瀉治療。
- ‧腦脊髓液回流不良，屬寒痰或痰熱，寒痰者以半夏白朮天麻湯加吳茱萸、人參治之；痰熱以溫膽湯合併五苓散治療。
- ‧腦壓正常，情緒紊亂，寒熱往來或低熱者，屬少陽症，以柴苓湯治之。
- ‧腦腫瘤栓塞後遺，初栓完而無注射類固醇者，屬實熱期，以大柴胡湯加重天麻、茯苓、澤瀉、川七。

‧腦腫瘤經輻射治療或化療後遺之腦細胞水腫，可以小柴胡湯加補
陽還五湯加重茯苓、澤瀉；或以半夏白朮天麻湯加補陽還五湯治
療。

另須特別留意的是：
（1）任何證型之腦水腫治療，皆須考慮酌加活血化瘀之品，如丹
參、川七、桃仁、乳沒、水蛭、地鱉等。
（2）須維持二便通利，甚至給藥令大便日下數次，二便越通利，則
病情改善速度較快。
（3）若未服中藥前，即注射甘露醇（Manitol）或類固醇，在中醫
屬腎陽虛，為防止西藥劑量依賴或停西藥後，腦細胞快速萎縮
退化，可考慮在辨證處方上加入人參、黃耆、乾薑、附子、肉
桂。
（4）腦水腫症狀穩定改善後，應迅速在辨證處方上加入黃耆、人
參、乾薑、附子、肉桂等；或以十全大補湯、補陽還五湯等處
方治療，以期盡快修復受損之腦細胞[1][2]。

2. 急性或重度腦水腫之中醫輔助治療

急性或重度腦水腫必併發急性高顱內壓甚至腦疝形成，臨床上依症
狀表現，大致可分下列證型：

（1）表裡三焦實證型

〔症狀〕：神昏，意濁，痰涎壅盛，黏稠不易咳出，汗出如油，胸
肋滿脹，腹硬滿大實痛，二便閉，面膚紫黑或瘀紫，兩
手握固，口噤不食，眼瞼痙攣，眼壓高，血壓高，脈急
實洪大或沉實大。

〔治療〕：以大柴胡湯或合併五苓散，加重大黃，令大便通暢，1日

瀉下3、5次，甚則7、8次。

（2）水蓄膀胱型

〔症狀〕：有眩暈、頭痛、嘔吐、意識改變等腦壓高的症狀，病人
大便通暢，但小便不利，無胸肋滿脹腹滿實痛，但合併
有腹水，肋膜積水或心包囊積水或全身水腫。

〔治療〕：以五苓散為主方，依症狀加減之。

（3）痰飲為病型

〔症狀〕：病人有高顱內壓之頭痛、嘔吐、眩暈、癲癇發作、意識
呆滯或急躁易怒、大汗、面腫等臨床表現，又病人的氣
管分泌物多，或色黃黏稠不易咳出，或喉中水雞聲，或
痰聲如金拽鋸。

〔治療〕：依寒痰或痰熱治療。痰熱以溫膽湯或滌痰湯加黃芩、白
芥子、萊菔子治之；寒痰以麻黃附子細辛湯、理中湯、
真武湯、小青龍湯等依症狀治療。

（4）肝陽上亢型

〔症狀〕：喘急痰音大，汗出如油或汗大下不止，眼瞪大外凸，舌
紅絳外叶不收，唇黑瘀腫，面紅腫大，頸動脈怒張跳
動，但病人無便秘，無胸肋滿脹痞硬。

〔治療〕：以健瓴湯為主方，降逆平肝。

（5）熱毒熾盛型

〔症狀〕：高燒不退，口臭，痰涎黏膩，目赤舌赤，譫語、頭暈，
嘔吐，口乾舌燥，或癲癇抽搐，或嗜臥昏睡，或狂躁
不眠，登高妄走。但病人較無胸肋滿硬實痛，無便秘宿
屎，或僅輕便秘，並且尿利通暢。

〔治療〕：以黃連解毒湯加減為主。

（6）瘀熱症型

〔症狀〕：腦挫傷引起的腦水腫及高顱內壓者屬之。

〔治療〕：以乳沒四物湯加涼血通便藥治療。

（7）氣虛血瘀型

〔症狀〕：面浮水腫，神識昏蒙，頭痛，眩暈，嘔吐，嗜臥，虛弱乏力，語聲低微，喘息，涎多清稀，尿少，脈沉細弱。

〔治療〕：以補陽還五湯合併五苓散為主。

（8）陽明裡實或血蓄症型

〔症狀〕：面腫瘀紫，汗出如油，神昏呆滯，肢體僵硬，體味與口氣濃臭，患者小腹劇烈疼痛，觸之左少腹有索狀物；或腹如覆盤硬滿痛，腸子不蠕動而便秘如羊屎或全不大便者。

〔治療〕：以桃仁承氣湯或抵擋湯或三承氣湯治療，通便溶血。

注意事項：

• 各證候處方皆須考慮加入活血化瘀、通便利尿、通竅等藥。如乳香、沒藥、川七、丹參、歸尾、水蛭、大黃、卜硝、麻黃、細辛、麝香、冰片、牛黃清心丸、安宮牛黃丸、至寶丹等。

• 症狀治療一經穩定改善後，須盡快加入人參、黃耆、乾薑、附子、肉桂等補氣補陽藥。或改以右歸飲、十全大補、補陽還五等補腎陽或氣血兩補，改善腦細胞損傷[1][2]。

七 討論

（一）中醫各治療理論在急性腦水腫輔助治療有良好效果

1. 化痰飲法

西方醫學所謂不正常的水分或分泌物，或是細菌、病毒，或腫瘤細胞分泌所產生之毒素或代謝廢物，或這些代謝廢物阻塞CSF滲出與回收功能，都可能阻斷神經傳導或阻礙血流，影響電解質平衡造成腦水腫及高顱內壓，而這些不正常水分或分泌物可能為水狀，亦可能黏稠狀，在中醫稱痰飲為病，而分為寒痰與熱痰，或兼血瘀或兼氣虛，而此類病患之氣管恰亦多夾痰，其痰或黏膩黃稠，或水狀清稀，以中醫化痰飲法治療，可明顯改善腦神經病變，隨著痰飲減少，神識即漸清醒。

代表方為：溫膽湯、半夏白朮天麻湯等。

2. 活血化瘀法

腦神經細胞挫傷，或腦血管栓塞、溢血，或血管瘤破裂，或血栓沉積，腦細胞間質增生，玻璃樣沉澱、硬化、萎縮，腫瘤化放療後之纖維變性，手術燒灼後粘連結痂，以中醫之活血化瘀法可改善。中醫的活血化瘀藥不同於西醫的尿激酶或胞漿素，有可能造成腦部或其他地方血管再破裂的缺點。相反的，許多活血化瘀藥具有多向調解作用，具備活血、化瘀、生新血、止血多重藥效，如丹參、川七、蒲黃、乳香、沒藥、當歸⋯⋯等。

3. 淡滲利濕法

淡滲利濕法對於腦水腫併發全身水腫、低蛋白血症、腹水、胸肋膜

積水、心包膜積水等有改善整體症狀之良好療效。

中醫之淡滲利濕法有別於利尿劑，不會造成鈉鉀等電解質紊亂。

代表方為：五苓散。

4. 通便降壓法

中醫之通便降壓不同於西醫之輕瀉法。

大黃、桃仁、卜硝、枳實、厚朴等藥，除了通便之外，更有溶膽、利膽與溶除腦與脊髓神經細胞各種代謝廢物，並能抑制腫瘤細胞血管新生，溶除血栓、水腫之阻滯，使腦細胞盡速恢復功能。

代表方為：大柴胡湯、桃核承氣湯、抵擋湯等。

5. 重鎮平肝法

中醫之重鎮安神、平肝降壓法，適用於無便秘，且無胸肋滿脹硬痛，但病人平素為本態性高血壓，或平時眠少，情緒緊張亢奮的病人，其發生高顱內壓常合併有高血糖或甲亢或其他腦及內分泌過亢，病人有面紅膚赤、頭脹大、音粗、目脹瞪凸、大汗如油如雨、痰音拽鋸、全身腫脹……等實症表現，但二便通利，無胸腹症。

代表方為：健瓴湯、白虎湯、柴胡龍骨牡蠣湯等。

6. 清熱解毒法

清熱解毒對於高膽固醇，高中性脂肪，高尿酸血症，高AST、ALT，高血糖等皆有良好效果。另外對腦血管，腦細胞之發炎、水腫、血管、上皮細胞異常增生，腦感染、腦創傷造成之腦部損傷，腦腫瘤栓塞造成之化學性灼傷，腦與內臟內分泌過度亢進，皆有良好效果。

臨床上但見實熱症，大便秘或不秘，皆適用。

代表方為：黃連解毒湯。

7. 其他

補氣活血化瘀法：

對於腦神經細胞之修復，低血壓，低血氧，低蛋白血症，心臟衰竭等的功能促進，或使用過類固醇、甘露醇而以正常辨證治療仍效果不彰的病症，都有相當顯著療效。

代表方為：補陽還五湯。

若見陽虛者，應在此原則上加入人參、乾薑、附子、肉桂等補陽強心藥。

通竅法：

在腦神經病變中之各方，須考慮酌加通竅醒腦藥物，以口服或經鼻腔、耳朵、皮膚刺激神經，以達到清醒之目的。臨床藥物常用安宮牛黃丸、麻黃、細辛、皂莢、地龍、麝香、冰片……等[1][2]。

（二）中藥介入治療之時機

腦水腫是腦細胞缺氧缺血產生的病理性反應，若持續未改善，腦細胞功能將急速萎縮退化，甚至產生不可逆之腦損傷，即腦液化。

中醫應即時參與治療，對於腦損傷的病情控制及穩定後之修復，療效往往超越單純西醫治療。

在輕度腦水腫，中醫或西醫的效果治療皆能有效改善。若重度腦水腫併發高顱內壓，一裝上鼻胃管能灌水分即應予以灌服中藥，或手術後能飲水即可灌服。若等到病情穩定後才開始服中藥，腦細胞往往經過水腫、硬化、萎縮、甚至液化，神經傳導亦被化學廢物阻斷，恢復速度極為緩慢[2]。

（三）傷寒六經辨症在急性腦水腫併發高顱內壓之應用

急性腦水腫併發高顱內壓症的臨床表現應屬傷寒兩感。

《醫宗金鑑·傷寒心法要訣》：「兩感者，臟腑表裡同病也，一日頭痛太陽也，口乾煩渴少陰也，二日身熱譫語陽明也，腹滿不欲食太陰也，三日耳聾少陽也，囊縮而厥厥陰也，傳經之邪其為病也漸，兩感之邪其為病也速，蓋因陽邪酷烈，正不能禦，所以三日後水漿不入，六腑之氣欲絕，昏不知人，五臟之神已敗而不即死者，賴有胃氣未盡耳，故又三日，其氣乃絕而死。」

本病臨床上見陽症者，皆有頭痛、目赤、眩暈、嘔吐、神昏意濁，煩躁譫語，大熱、大汗，若病人：

- 嘔不止，高熱或寒熱往來，胸脇苦滿，腹痛便秘，脈沉實或弦實者，屬少陽陽明合病，以大柴胡湯主之。
- 若病人高熱潮熱，面紅膚紅，發狂譫語，腹滿脹鞕大實痛，便秘甚者，脈沉實，屬陽明腑實或三陽表裡俱實，以三承氣湯主之。
- 若病人高熱腹脹滿，但無便秘，身重難轉側，遺尿，面垢晦，或無表裡症但熱極，脈浮大，屬三陽合病，但未入裡，以白虎人參湯或黃連解毒湯主之。
- 若病人少腹痛，小便自利，其人必發狂，屬太陽血蓄，以桃仁承氣湯或抵擋湯治之。
- 若病人無熱症或微熱、水腫、口渴、少腹痛、小便不利、脈浮，屬水蓄膀胱，以五苓散主之。

本病亦有見陰症者，因大失血或血壓過低，或身體器官損傷所致代謝性異常之腦病或延髓中樞失代償期，除了原發病因的症狀之外，臨床表現有：無表裡熱症，手足厥冷，脈沉細欲絕，湯水皆不入，二便皆關格，

屬表裡俱寒，處以附子理中湯、真武湯、當歸四逆加吳茱萸生薑湯治之。

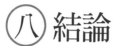# 結論

　　急性腦水腫綜合症，病程凶險，傳變迅速，是許多內傷外感瀕臨重症危急時，轉好與轉壞的指標，常在臨症時，今日投藥，明日後日即宣告不治。幸蒙現代西醫外科學及藥物之進步，對於非內臟衰敗之病因（即胃氣絕），增加許多生存機會。然而搶救的速度與療效，除了期望病人清醒之外，更攸關病人腦神經細胞殘存功能的多寡，及未來生存品質，真所謂救人如救火。

　　中醫藥在輔助治療上，有很大的發揮空間，對於加速病患清醒、穩定病情及保護腦神經細胞，常有令人意想不到的滿意療效，且對於西醫處置後產生的問題，如類固醇、抗生素過度使用，腦腫瘤栓塞、化放療後遺，以及手術燒灼的後遺等，皆有很好的對應處置，值得中醫界同道用心體會與推廣。

參考文獻

1. 吳謙等編著（清・乾隆，1742年）：醫宗金鑑內科，傷寒論卷1-15，傷寒心法要訣卷36-39，文化圖書公司出版，1989年4月。
2. 李政育：中醫腦神經治療學，啟業書局，P.5-111，2001年6月。
3. 陳榮基：神經診斷學，護望出版有限公司，P.530-544，P.592-595，2001年9月。
4. 孫儀・楊任民：實用中西醫結合神經病學，人民衛生出版社，P.197-313，2000年5月。
5. 王耀山・王德生：神經系統疾病鑒別診斷學，軍事醫學科學出版，P.217-229，P.785-787，2004年5月。
6. Lindsay・Bone・Callander：圖解神經醫學及神經外科學，合記圖書出版社，P.72-85，1997年。
7. 曾嶽元：Robbins病理學——疾病的基礎，合記圖書出版社，P.50-111，P.1293-1355，2005年1月。
8. 楊雪松：實用急症處理手冊，合記圖書出版社，P.447-452，1997年。
9. 黃實宏・柯文哲・張金堅：台大外科重症加護醫療手冊，台大醫學院，P.155-167，2004年2月。

中醫低血鈉症的
治療探討

前言

　　低血鈉症（hyponatremia）是臨床常見的電解質異常，尤其是老年人、虛弱病患、兒童。人體正常血鈉為135-145mmol/L，低鈉血症為血清鈉小於135mmol/L的病症，僅反映鈉在血漿中濃度的降低，並不一定表示體內總鈉量的丟失，總體鈉可以正常甚至稍有增加。低血鈉症的病因很多，可能是腹瀉，內臟衰竭（如肝臟、腎臟、心臟），感染（如中樞神經感染、肺感染），藥物誘發，化療或術後，攝水過多，SIADH，多重因素……等。

　　低血鈉症是老年人常見的電解質異常，身體老化致使腎功能（即腎絲球濾過率）下降，腎臟處理水分與鈉離子的能力降低，對於尿液濃縮和稀釋的功能逐漸變差。老化對於鈉離子維持或恢復恆定，相較年輕時都較慢且遲鈍。

　　臨床症狀表現，輕者可能是輕微的無力，食欲不佳，噁心；重者表現心臟、中樞神經及肌肉系統的症狀，如意識混亂、頭痛、坐立不安、抽筋、嘔吐、噁心、無力、癲癇、木僵、昏迷，甚至呼吸停止。

　　有許多藥物，亦可能誘發低血鈉症，如：利尿劑、非類固醇消炎劑、抗利尿激素藥物、抗焦慮藥物、抗精神病劑、抗生素類藥物、麻醉劑等二十餘種。

　　任何疾病，併發低血鈉症，若無及時治療與糾正低血鈉症，都會延遲治療效果及治癒率。急性嚴重的低血鈉症容易造成生命的危險，亦可能導致心臟、神經、肌肉系統不可逆的損傷。慢性的低血鈉症也會使老年人的病情更加複雜甚至增加罹病率與死亡率。

　　中醫以辨證論治、辨病，及辨別藥物誘發機轉等諸法參與治療，對低血鈉症的改善，有很大助益。

一 臨床表現

低血鈉症依嚴重程度，區分為：

- **輕度低血鈉**：血鈉＜135～125mmol/L，症狀表現為噁心、嘔吐、厭食。
- **中度低血鈉**：血鈉＜125～120mmol/L，症狀表現為嗜睡、意識不清、躁動、抽筋、頭痛、易受刺激、坐立不安、全身無力。
- **嚴重低血鈉**：血鈉＜120mmol/L，症狀表現為癲癇、木僵、昏迷、呼吸停止、急性腦水腫。

二 低血鈉症分類

根據低鈉血症發生時的血容量變化可區分為：低血容性、正常血容性，以及高血容性。

其中低血容性低血鈉症，為失鈉多於失水，除了針對病因治療之外，須補充鈉離子；正常血容性及高血容性低血鈉症，皆為總水量增加，總鈉量正常甚或升高，除了針對病因治療之外，須限制水分攝取。

低血鈉症之病因

（一）低血容性低血鈉症

低血容性低血鈉症為失鈉多於失水，病因可區分為腎性因素與腎外

因素。依據尿排鈉情況，尿鈉濃度[Na+]＞20mmol/L為腎性因素，腎丟失鈉增多；[Na+]＜20mmol/L為腎外因素丟失。

腎性因素（腎鈉丟失）：

1. 過度利尿，抑制NaCl的重吸收。
2. 鹽皮質激素缺乏，腎小管重吸收鈉減少，如愛迪生氏病（Addison's disease）。
3. 腎小管功能失全。
4. 酮尿（包括糖尿病酮症酸中毒、飢餓、酒精性酮尿）。

腎外因素（腎外丟失）：

1. 胃腸道丟失，如嘔吐、腹瀉。
2. 第三腔隙體液瀦留。
3. 燒燙傷。

（二）正常血容性，或高血容性低血鈉

（總水量增加，總鈉量正常甚至升高）

1. 水中毒：心因性水中毒；大量流汗後補充過量水分；腎衰竭患者飲用大量水分。
2. 肝硬化。
3. 鬱血性心衰竭。
4. 腎病症候群。
5. SIADH：即抗利尿激素分泌不適當症候群。包括惡性腫瘤、腦炎、肺炎、肺結核、腎上腺機能低下症、甲狀腺低下、顱內手術、頭部創傷、疼痛、手術。
6. 藥物誘發：以下西藥若使用不當，可能誘發低血鈉症，如：利

尿劑、NSAIDS（非類固醇消炎止痛劑）、DDAVP（去氨加壓素）、抗焦慮藥物、TCA（三環抗憂鬱藥）、抗精神病劑、抗癲癇藥物、SSRI（血清素回收抑制劑）、麻醉劑、抗生素、抗腫瘤藥、膽鹼酯酶抑制劑、強心配醣體、抗心律不整劑、高血壓藥、冠狀血管擴張劑、止血劑、血液透析液、糖尿病藥、管灌飲食及全靜脈餵食、抗組織胺、抗甲狀腺素及放射碘-131。

㊂ 中醫學低血鈉症的治療

（一）診斷

【臨床表現】

輕度低血鈉：表現為噁心、嘔吐、厭食。血鈉常落在＜135～125mmol/L之間。

中度低血鈉：表現為嗜睡、意識不清、躁動、抽筋、頭痛、易受刺激、坐立不安、全身無力。血鈉常落在＜125～120mmol/L之間。

嚴重低血鈉：表現為癲癇、木僵、昏迷、呼吸停止、急性腦水腫。血鈉常＜120mmol/L。

【實驗室檢查】

〔生命徵象〕：血壓、體溫、脈博、呼吸頻率。

〔血檢〕：Hb、Albumin、Na、K、Cl、Calcium、Ammonia、ac glucose。

〔尿檢〕：尿液常規、Na。

〔確立病因〕：病史（藥物、體液流失、補充水分、臟器衰竭、
　　　　　　　　SIADH）。

〔理學檢查〕：

是否有水腫？（表示水分攝入過多或SIADH）

是否有頸靜脈鼓脹？（表示心肺血流異常）

皮膚及唇舌黏膜？（皮膚乾燥泛紅無彈性，唇舌黏膜乾紅，皆表示
體液耗竭）

〔區分〕：體液過多、正常體液、體液耗竭。

（二）治療

【西醫治療】

1. 急性低血鈉症（＜120mEq/L），停誘發藥物。

低血容性：0.9％NaCl，補充液體、電解質，口服3至5％食鹽水，須
控制在＞125mEq/L。

高血容積性、正常血容積：液體限制、3％NaCl，furosemide。

2. 慢性低血鈉症：

去除病因為主，停誘發藥物，治療SIADH的潛在病因。

【中醫治療】

屬「神昏」、「痙病」、「癇狂」、「昏蒙」、「暴不知人」、
「頭痛」、「眩暈」、「抽搐」、「癃閉」、「關格」、「驚厥」等範
疇。

甲、以臨床表現論治

1. 低血容性低鈉血症（失鈉多於失水，鈉離子總量過低）：

中醫治療原則：以補氣養陰法或滋陰兼氣血雙補法，並補充鈉離子。

- 體液流失：須補氣養陰，如黃耆、人參、知母、天冬、黃芩；或大補陰陽氣血，如黃耆、人參、何首烏、當歸、黃芩、知母、天麥冬，加少量乾薑、附子、玉桂子。
- Addison病：腎上腺衰竭，須大補腎陽。右歸飲加黃耆、人參、乾薑、黃芩。
- 腎小管功能失全：須補氣、補腎、養陰。如右歸飲加黃耆、人參、銀花、黃柏。
- 酮尿症：須養陰清熱、補氣補血。白虎人參湯，或聖愈湯加石膏、知母。
- 嘔吐、腹瀉：如外感引起，用葛根湯加黃芩、黃連、陳皮、砂仁；如甲狀腺亢進引起，可用建瓴湯加蒼朮治療。
- 燒燙傷：須大補氣血合併清熱養陰利濕，如聖愈湯加黃芩、石膏、天冬、茯苓、澤瀉。
- 老年人低血鈉：宜大補氣血，或脾腎雙補，並加鹽及加強營養。

2. 正常血容性、或高血容性低血鈉（總水量增加，總鈉量正常甚至升高）：

若無慢性內臟病：以補氣利濕為主。若有慢性內臟疾病：須補氣養血，溫陽化瘀。

- 水中毒：心因性水中毒，須疏肝理氣合併重鎮安神利濕治療；大量流汗後補充過量水分，以五苓散加黃耆；腎衰竭患者飲用大量水分，以五苓散加黃耆、人參、銀花、蒲公英治療。
- 肝硬化：在辨證的處方上，酌加補氣、補陽、活血及利濕藥。

- **鬱血性心衰竭**：補陽還五湯合五苓散，加乾薑、附子、黃芩。
- **腎病症候群**：辨證＋補氣、補陽、清熱利濕。
- **抗利尿激素分泌不適當症候群， SIADH**：病因可能是惡性腫瘤、腦炎、肺炎、肺結核、腎上腺機能低下症、甲狀腺低下、顱內手術、頭部創傷、疼痛、手術……等。

SIADH多有慢性發炎、體液分泌異常、淋巴液增生或回流阻塞；嚴重者多合併腦水腫、肋膜積水、心包積液、腹水、全身性水腫等症。處方須以治療原疾病為主，須區分是瘀熱痰濁，或濕熱水蓄，或氣虛陽虛水濕停滯。

乙、以藥物誘發、個別特性論治

1. 利尿劑

易導致：血容積不足、脫水、低血鈉、低或高血鉀。

臨床表現：疲倦、嗜睡、口乾、皮膚彈性差、血壓低、腹痛、心律不整、噁心、腹瀉。

中醫歸屬於氣陰兩虛，津液耗竭。

治療：以補氣養陰法治療。

選方：知柏地黃湯，合併補陽還五湯。

2. 非類固醇消炎藥 （NSAIDS）

易導致：急性腎衰竭、電解質異常、體液滯留、水腫。

臨床表現：濕熱水蓄。

治療：宜補氣通陽、利濕清熱。

選方：五苓散加黃耆、當歸、蒲公英、麻黃。

3. 抗利尿激素藥物

常發生在嬰幼兒、心血管病人，或因劑量過多。

臨床表現：氣虛、陽虛，合併水濕停滯。

治療：宜補氣、通陽、利濕。

選方：春澤湯。

效果不佳：陽虛證候，大補陽加利濕藥。

4. 三環抗憂鬱劑（SSRI）

因含抗膽鹼、抗利尿激素……。

臨床表現：氣虛、濕熱與肝陽上亢證並存。

治療：初期寧心養陰、補氣利濕，如溫膽湯加黃耆、龍骨、牡蠣、黃柏、黃連、茯苓、車前子；後期補氣補血，改善腦細胞損傷，如聖愈湯加方。

5. 選擇性血清素再吸收抑制劑（SSRI）

易誘發SIADH，尤其是老年人、月經期間、妊娠期、肝硬化病患、腎衰病患。

臨床表現：氣虛、陽虛，合併水濕停滯。

治療：宜補氣、通陽、利濕。

選方：春澤湯。

6. 抗焦慮藥物

易導致：水腫，尿液滯留，中樞神經及血壓受抑制。

治療：宜補氣利濕、疏肝解鬱。

選方：加味逍遙散加黃耆、龍眼乾、車前子。

7. 抗精神病劑

易導致：水腫、尿液滯留，並損害內臟、神經，產生椎體外束症。

臨床表現：濕熱夾雜肝陽上亢，或膽鬱痰擾證。

治療：宜清熱利濕、平肝潛陽。

選方：黃連溫膽湯加龍骨、牡蠣、代赭石、龍眼乾。

8. 抗癲癇藥物

易導致：水腫，呼吸抑制，全身神經受抑制。

臨床表現：水蓄合併氣虛、陽虛。

治療：宜利濕，加補氣、補陽。

選方：五苓散加補陽還五湯。

9. 麻醉劑

易導致：心臟、腦部、腎臟的缺血缺氧，尿滯留，腎損傷，顱內壓上升。

治療：宜補氣、補陽、利濕、通利二便。

選方：補陽還五湯加乾薑、附子、黃芩、茯苓、澤瀉。

10. 膽鹼酯酶抑制劑

易導致：副交感神經興奮、腦神經病變、腎血流不足、水與鈉流失。

治療：宜補氣養陰、平肝降逆。

選方：生脈散加龍骨、牡蠣、柏子仁、龍眼乾。

11. 抗生素類藥物

易導致：小便困難、蛋白尿、急慢性腎衰竭、低血鈉。

治療：宜補氣養陰，清熱利濕。

選方：補中益氣湯加麥冬、銀花、茯苓。

12. 抗腫瘤藥物

易導致：嘔吐、溏瀉、營養不良、水腫、電解質混亂、腎衰竭。

臨床表現：脾腎陽虛合併濕熱水蓄。

治療：宜溫補脾腎，合併清熱利濕化瘀。

選方：五苓散加黃耆、人參、銀花、丁豎朽、丹參。

13. 強心配醣體

易導致：慢性腎損傷、電解質異常，嘔吐、瀉痢、心悸、利尿。

治療：須預防腦及器官灌流不足。宜補氣、補陽、健脾、養陰。

選方：生脈散加黃耆、乾薑、附子、肉桂、黃芩。

14. 抗心律不整劑

易導致：抑制心搏，具肝、腎毒性，神經肌肉受抑制。

治療：宜補氣、溫陽、利濕、清熱。

選方：補陽還五湯合五苓散，加乾薑、附子、銀花。

15. 抗高血壓的藥物

易導致：利尿或少尿，吐瀉，心衰，氮質血症。

治療需區分如下：

- 水分耗竭：宜補氣、活血、養陰。處方可選用補陽還五湯加麥冬、銀花。

- 水分滯留：宜補氣、活血、利濕。處方可選用補陽還五湯加四苓。

16. 冠狀血管擴張劑

易導致：血管擴張、低血壓、高顱內壓，心衰，腎衰。

治療：宜補陽利濕，活血化瘀。

選方：聖愈湯加茯苓、澤瀉、乾薑、附子、肉桂、黃柏。

17. 止血劑

易導致：發燒、嗜睡、嘔吐、腹瀉、低血壓、腎衰竭。

治療：宜健脾補氣、利濕清熱。

選方：補中益氣湯加茯苓、澤瀉、銀花、黃芩。

18. 血液透析液

臨床表現：眩暈、嘔吐、呼吸困難、躁動、腦水腫。

治療：氣脫、陽脫、陰脫。

選方：人參四逆湯加味；或聖愈湯加人參、乾薑、附子、黃芩。

19. 糖尿病藥物

易導致：藥物性低血鈉症，低血糖症，嘔吐、腹瀉、腎損傷。

治療：

- **腎損傷**：宜氣血雙補、清熱利濕。選方如聖愈湯加茯苓、澤瀉、蒲公英、桑白皮、附子、肉桂。
- **低血糖**：以甘麥大棗湯加龍眼乾、人參、黃耆、銀花治療。
- **嘔吐、腹瀉**：宜補氣、健脾、養陰。如香砂六君子湯加麥門冬。

20. 管灌飲食及全靜脈餵食

易導致：營養不良性低血鈉症。

治療：宜補氣健脾。

選方：香砂六君子湯，或補中益氣湯。

21. 抗組織胺藥物

易導致：腦神經病變、水鈉流失，腎血流不足。

治療：須觀察水分、神經及心臟等功能。

臨床表現：可能有陰虛陽亢、陽虛水蓄、濕熱型、氣陰兩虛等不同證型。

治療：依不同證型分別予以補腎養陰，或補陽利濕，或清利濕熱，或氣陰兩補等法。

22. 抗甲狀腺素及放射碘-131

投予過量，致腦水腫及低血鈉症。

治療：宜補氣養血化瘀、清熱利濕，同時抑制甲狀腺腫瘤。

選方：乳沒四物湯加黃耆、川七、茯苓、澤瀉、黃芩、黃連。

（四）病情進展

　　若低血鈉症無及時糾正，病情惡化，會進展至以下不可逆的危症，甚至死亡。

　　（一）中央性橋腦髓鞘溶解症（Central pontine myelinolysis）

　　（二）腦水腫 （Brain edema）

　　（三）高顱內壓（Intracranial hypertension）

　　（四）腦疝（Brain herniation）

　　（五）腦死 （Brain Death）

（五）結論

　　（一）中西醫皆須以治療原發疾病，及SIADH的潛在病因為主，並停用誘發藥物。

　　（二）慢性低血鈉症，可單獨中醫或西醫治療。

　　（三）急性或嚴重低血鈉症，宜中西結合治療。

　　（四）中醫藥以辨證論治、辨病，及辨別藥物誘發機轉等諸法，可提供經西醫治療反應仍不佳者之低血鈉症。

中醫藥對手術後
併發低血壓低血氧病變
的治療探討

關鍵字 低血壓、低血氧、急性腎衰竭、休克、多器官衰竭

前言及定義

　　低血壓低血氧病變是手術後常見併發症候群，尤其是老年人，或身體情況差，或手術風險高，或大範圍、時間長的手術者；當收縮壓持續低於90mmHg或平均動脈壓小於60mmHg是為低血壓，動脈血氧飽和度低於92％是為低血氧。

　　低血壓低血氧表示體內器官血液及氧氣低灌流，會使腦部、心臟、肺臟、肝臟、腎臟、胃腸等器官損傷，症狀可能很輕微，也可能導致器官衰竭，甚至會嚴重致命；誘發手術後低血壓低血氧病變的原因，可能是麻醉劑、止痛劑、心臟衰竭、低血糖、腎上腺功能不足、過敏性休克、敗血症、藥物毒性、電解質或酸鹼不平衡等因素；病理可分為氧氣及血液的供應不足和過度消耗兩大類；其中麻醉劑、止痛劑、心臟衰竭、低血糖、急性腎上腺功能不足等因素屬於氧氣及血液的供應不足，過敏性休克、敗血症等因素屬於過度消耗；本文僅針對氧氣及血液的供應不足之部分作探討。

　　運用中醫藥辨證論治，且隨時掌握檢驗數據，觀察病人臨床體徵，可充分發揮辨證、辨病、辨病理三者合參之優點，多能增補西醫學的不足，矯治醫源性損傷，減少後遺且加速復原。

（一）手術後低血壓低血氧病變的病因病理

　　手術後氧氣的需求量上升，全身細胞須靠血紅素攜氧，輸送氧氣至細胞內粒腺體，進行氧化反應，產生能量。缺血、缺氧會導致腦部及內臟器官灌流不足，各臟器細胞的功能不能順利進行，新陳代謝酸化，廢物無法釋出，最後細胞壞死，器官衰竭。例如：

- **腦部方面**：導致腦細胞水腫，代謝降低及電解質紊亂。
- **心臟血管方面**：心臟收縮不良，排出血量減少，全身血管阻力增加。
- **肺部方面**：微血管通透性增加，肺泡細胞的間質積水或纖維化，二氧化碳排出困難。
- **肝臟方面**：肝細胞不能合成蛋白質，一氧化氮上升，全身新陳代謝阻滯。
- **腎臟方面**：腎小球不能過濾，血管痙攣，腎臟不能製造尿液，有毒物質無法排出。
- **消化道方面**：胃壁細胞受損，導致潰瘍或出血；腸道缺血，蠕動停滯。
- **肌肉骨骼方面**：血漿內乳酸及肌肉磷酸活動酵素增加，血漿中及尿中肌球蛋白增加。
- **血液方面**：骨髓不能順利造血；纖維蛋白沉積和纖維蛋白溶解造成高血凝及易出血傾向。

㊁ 手術後低血壓低血氧產生之併發症

（一）中樞神經系統併發症

【中風】

栓塞性中風及出血性中風，在手術中皆有可能發生。手術後甦醒的延遲或失能，就可能發生大腦神經傷害。

中風因素除了因缺血、缺氧，導致大腦灌流不足之外，另外尚須考慮發炎，低血糖、代謝廢物干擾、甲狀腺功能低下、腎上腺功能不足、尿毒、低血鈉、感染（如敗血症、胰臟炎、肺炎）等因素。

【精神紊亂】

術後精神紊亂與譫妄發生機會很高；臨床表現興奮、躁動、焦慮、幻視、幻覺、不能入眠。

【癲癇】

手術後腦部缺氧、鈉離子不正常、低血糖、酒精戒斷等會發生癲癇、抽搐。

【噁心、嘔吐及眩暈】

手術後噁心、嘔吐及眩暈是最常見的併發症。低血壓、低血氧及麻醉是主要因素，另外須考慮顱內壓升高、低血糖、腎衰竭、心肌梗塞、藥物因素等。

【低血壓、低血氧腦病變之預後】

其預後與併發症嚴重程度有關，常見的有：持續昏迷狀態、精神紊亂、視覺不佳、椎體外症狀、舞蹈症、小腦運動失調、活動期肌陣攣、全身僵硬等。

（二）心臟血管系統併發症

【心律不整】

誘發心律不整的因素除了低血壓、低血氧之外，另外有低血容積、血中二氧化碳濃度過高、藥物作用、感染、電解質不平衡、酸鹼不平衡等因素。

【心肌缺血及梗塞】

手術後2至3天可能併發心肌缺血或梗塞。因有麻醉劑或止痛劑的使用，手術後的心肌缺血或梗塞常常沒有症狀，胸痛可能被止痛劑所掩蓋或和傷口疼痛混淆。故須觀察是否低血壓、貧血、心搏過速、顫抖、胸痛、缺氧、心律不整、或心電圖的變化。

（三）肺部併發症

老年人、肥胖、抽煙、原有肺部疾病、手術前血氧濃度低於90％、上腹及胸部手術、全身麻醉、手術時間過長等，較易產生肺部併發症。

【換氣不足】

全身麻醉、非去極化肌肉鬆弛劑、嗎啡類止痛藥、身體虛弱、橫隔肌功能缺損、原有神經肌肉的疾病、或進行會影響橫隔的手術，都可能導致換氣不足。

【肺膨脹不全】

手術後2至3日，肺底部可能發生肺泡塌陷。病人在無感染的情形下，會有低熱、呼吸快、心搏加速等情形；胸部X光表現肺擴張不全。肺泡塌陷會增加病人肺部感染的機會。

【肺炎】

肺擴張不全、排不出去的痰、胸部運動減少（如疼痛、腹脹、仰臥姿勢）、吸入胃容物，或無法咳嗽和清除分泌物等因素，會使細菌進入肺部，肺炎機率增加。

【肺水腫】

肺水腫是手術後常見的併發症，其產生的病理是肺微血管通透性增加，體液滲漏進入肺間質和肺泡。肺水腫的治療應區分心因性或非心因性。

【肺栓塞】

肺栓塞是院內死亡的重要原因；另外骨折病人可能發生脂肪栓塞。

【急性呼吸窘迫症候群】

低血氧及全部肺部組織浸潤，在術後易併發急性呼吸窘迫症候群。另外須考慮肺炎、吸入性肺炎、大量輸血、胰臟炎、肺栓塞、敗血症、藥物過量等其他原因。

（四）腎臟併發症

【急性腎衰竭】

臨床上急性腎衰竭可分成腎前氮質血症、腎臟本身、腎後氮質血症三類。低血壓低血氧導致之急性腎衰竭是屬於腎前氮質血症。因腎小球血

流不足，導致腎小球過濾困難，腎小球及腎小管急性壞死，腎臟不能製造尿液，新陳代謝有毒物質不能排出。另外須考慮在藥物方面，抗生素、升壓劑、利尿劑、止痛藥等會加重腎衰竭。

手術後若血中Creatinine濃度每天增加0.5mg/100cc，或尿素氮每天增10mg/100cc，且每天排尿量少於400cc，如此持續1週，即面臨急性腎衰竭。

（五）肝臟併發症

【急性肝衰竭】

血液灌流不足，肝臟不能合成蛋白質，廢物不能代謝，肝細胞損傷，甚至肝小葉中心壞死，最後肝衰竭。臨床上的徵兆，血液中AST、ALT、γ-GT會上升，血中白蛋白下降，黃疸指數升高。

（六）消化系統併發症

【壓力性胃潰瘍、出血】

缺血、缺氧導致胃及十二指腸黏膜細胞受損，發生糜爛性潰瘍，甚至上消化道出血。但須考慮服用消炎藥、抗生素、類固醇等藥物因素。

【腸阻塞及絞痛】

血液量灌流不足，無動力的腸阻塞及腸絞痛，亦會發生。

（七）其他

【肌肉骨骼痠痛】

肌肉及骨骼內血液灌流不佳，引起的臨床症狀是：肌肉疼痛、關節疼痛、骨頭痠痛。

【休克】

休克有四種主要類型：A.心因性休克。B.低血容性休克。C.分佈性休克。D.阻塞性休克。術後併發低血壓低血氧之休克屬心因性休克，主要是心臟功能不全，心輸出量下降，全身血管阻力升高。

休克是器官低血壓合併低灌流，會導致器官功能失常、內在性發炎、多器官衰竭、甚至死亡。器官的低灌流徵兆是神智狀態改變、乏尿或乳酸中毒。

【瀰漫性血管內凝血—— DIC】

瀰漫性血管內凝血是危重症最危險的疾病，可因許多基礎疾病所導致，其病理是纖維蛋白沉積和纖維蛋白溶解同時進行，造成高凝及易出血傾向。當病人併發瀰漫性血管內凝血，即表示生命已至末期。

【多器官衰竭】

病人持續24小時以上，有兩個或兩個以上器官系統衰竭。如急性呼吸窘迫症候群須考慮肺臟衰竭；平均動脈壓≦49mmHg，心率≦54次/分，須考慮心臟衰竭；尿量≦500ml/24h，BUN≧100mg/dL，Creatinine≧3.5mg/dL，須考慮腎臟衰竭；WBC≦1000/mm3，血小板≦2萬/mm3，須考慮造血系統衰竭；Glasgow未鎮靜時評分≦6分，須考慮神經系統衰竭；血清膽紅素≧6mg/dL，或凝血酶原時間在沒有抗凝血治療下比正常值≧4秒，須考慮肝臟衰竭。[1][2][3][4]

⊖ 低血壓低血氧併發症產生的原因探討

（一）手術本身因素

手術後氧氣的需求量上升；而疼痛、虛弱會造成沒有效率的換氣；進食減少，分解代謝增加，以上會增加手術後低血壓低血氧的產生。

（二）組織灌流不足

氧及葡萄糖須倚賴血紅素攜帶，低血壓及低血氧對組織細胞產生低灌流，組織細胞一旦灌流不足，缺氧、缺血，使細胞產生能量機制，粒線體氧化發電和糖解路徑等損傷，導致代謝降低及電解質紊亂，細胞內外的能量、酶、廢物無法交換、釋出；大量的鈣離子進入細胞內，改變蛋白質與脂質，引起全身性血管痙攣；微血管通透性增加，細胞內外水腫浸潤萎縮或纖維化，二氧化碳排出困難；最後細胞ATP耗盡，導致細胞死亡，此為不可逆轉之缺血缺氧性傷害。以上的病理，視輕重程度係造成病人術後各種病變的重要因素。

（三）麻醉因素

麻醉劑、嗎啡類藥劑會抑制腦幹的呼吸中樞，產生不同程度的低血壓、心跳過慢、呼吸抑制，手術後的噁心、嘔吐、頭痛、眩暈、焦慮、譫妄、呼吸困難，甚至癲癇，皆可能是麻醉劑的作用後遺，有些病人可快速恢復，但有部分病人可能日後仍有倦怠、肌力及記憶反應減弱的困擾；對於老年人、手術時間長的病人，易產生低血壓、低血氧、灌流不足的各種

不同併發症。

（四）交感神經系統活化

　　手術本身所帶來的壓力反應，使交感神經活化，刺激腎上腺系統，引起全身性過度興奮，在亢奮期，體溫、血糖、乳酸、血脂、類固醇等異常增高，導致心搏過速及心臟負荷增加，之後進入急速衰減，再加上低血氧及水分、電解質的不平衡，更容易造成心肌缺血，加重全身性灌流不足。

（五）應激反應的續發性傷害

　　細胞發生缺血、缺氧等病變時，使谷氨酸、凝血酶、血漿蛋白、血小板、白血球、介白質、干擾素、前列腺素等過度釋放，交感神經—腎上腺髓質系統的過度興奮，致體溫、血糖、乳酸、血脂、類固醇等異常增高，血液流變學、血小板黏附與聚集功能異常，以上細胞損傷後之應激反應，造成嚴重程度不同的續發性傷害。

（六）再灌流的傷害

　　血液重新灌流，自由基含量增加，特別是活性氧物質，其部分還原氧分子自由基，具有劇毒，會傷害油脂、蛋白質、核酸，並誘導細胞膜和其他細胞組成的傷害。

（七）代謝廢物的阻滯

　　低灌流使興奮性谷氨酸、凝血酶、血漿蛋白、血小板、白血球、介白質、干擾素、前列腺素血糖、乳酸、血脂、類固醇等過度釋放或異常增高，血小板黏附與聚集功能異常，這些病理性代謝廢物，會阻滯並干擾組織器官的修復，且更加重缺氧、缺血的惡化。[5] [1]

（八）藥物副作用

【麻醉劑】

麻醉劑可產生不同程度的低血壓、心跳過慢、呼吸抑制，手術後的噁心、嘔吐、頭痛、眩暈、焦慮、譫妄、呼吸困難，甚至癲癇；麻醉劑也有相當的肝毒性及腎毒性，對於原有慢性肝炎或腎功能缺損的病人，除了手術後產生低灌流傷害之外，更加重了肝腎細胞的損傷。

【止痛劑、肌肉鬆弛劑】

止痛劑、肌肉鬆弛劑的副作用與麻醉劑相似，只是程度及劑量差異；且止痛劑可能使橫隔肌功能缺損、掩蓋心肌缺血之胸痛，加重低灌流的病情，增加感染機會。

【利尿劑】

根據各種利尿劑的作用機轉不同，會造成各種電解質及酸鹼平衡的障礙，神經、肌肉、心肺、胃腸、腎臟等各系統功能的紊亂損傷，加重影響低灌流。

【抗生素】

抗生素有肝腎的毒性，可能造成藥物性肝炎、腎炎；降低腸道對營養的吸收；可能產生程度不一的過敏，嚴重者導致休克；對皮膚、黏膜、血管內皮等上皮細胞有相當刺激，輕者口糜、皮膚紅疹，重者全身發炎水腫，如史蒂文生強生（Stevens-Johnson）症候群等。

【消炎藥】

非類固醇消炎藥（NSAID）可能升高 AST、ALT、BUN、Creatinine，加重虛弱、胃炎、水腫。

【類固醇】

術後初期使用類固醇，可能加重肝炎、腎炎、抑制感染徵兆；遞減類固醇時，病人腎上腺因藥物反饋受抑，及交感神經壓力作用後衰竭，可能導致病人術後1至2週，急速誘發低血壓低血氧的各種併發症。

【胰島素】

手術及壓力應激會使血糖升高，或原有糖尿病者血糖控制不良，胰島素的治療過當，會有疲倦、低體溫、噁心、譫妄、麻木、痙攣、喪失知覺等低血糖徵象；另外胰島素亦可能有血管水腫之過敏反應。以上都會加重低血壓低血氧的程度，或是發生併發症的主要因素。

【升壓劑】

升壓劑如Dopamine、Norepinephrine（Levophed），會加重血管痙攣、組織缺血，另外亦有頭痛、嘔吐、心悸、高血壓、高血糖、尿液滯流、升高BUN及Creatinine。升壓劑的遞減期，亦須注意交感神經壓力作用後衰竭之急性低灌流產生。[6]

（九）術前危險因子

【年齡】

老年人與嬰幼兒，手術後產生併發症的風險增高。例如：老年人溫度調節差、心血管及呼吸系統老化、腎元數目減少、肝腎對藥物的清除性延長等；嬰幼兒的中樞神經、肝腎的解毒代謝發育未完全、容易脫水、低體溫等。

【既有心臟疾病】

心臟疾病是手術後主要的危險因子，增加手術後中風、猝死、心肌缺氧或梗塞的風險。

　　高血壓會增加或導致手術後心肌梗塞、心臟衰竭、腦病變、腎臟衰竭。而術後疼痛亦會惡化高血壓。

【既有肺部疾病】

　　呼吸道是最常見的感染路徑，而心臟和肺部的併發症在手術後也最常見。氣喘、慢性支氣管炎、肺氣腫的病人，會增加手術後併發症的機會。

　　吸煙者肺部清除分泌物功能下降，尼古丁會提高經由肝臟代謝的藥量，也有急性戒斷症。

　　肥胖者手術後會增加睡眠呼吸終止症、吸入性肺炎、藥物半衰期延長、心肌梗塞、肺高壓、肺擴張不全等併發症的機率。

【既有酒精及藥物濫用】

　　酒精濫用會導致營養不良，肝臟、心臟、神經的病變，對麻醉藥及止痛藥的抗藥性，肺部感染率增加；其他毒品如海洛因（Heroin）、古柯鹼（Cocaine）、快樂丸（Ecstasy或MDMA）等，會產生心肌梗塞、中風、抽搐、心律不整、腦水腫、電解質紊亂、腎衰竭、感染等不同疾病，手術後更增加疾病的嚴重度。

【既有肝臟疾病】

　　病毒性肝炎、肝硬化的病人，容易因手術後之低血壓低血氧導致急性肝炎或衰竭。

【既有腎臟疾病】

　　手術前腎機能不足、老年人、主動脈或心臟的手術，是手術後腎功能惡化的危險因子。

【既有內分泌疾病】

甲狀腺機能不足、腎上腺皮質機能不全的病人，術後容易低血壓及加重甲狀腺機能不足、腎上腺皮質機能不全，須注意甲狀腺素及人工皮質固醇的補充治療，不可驟停。

糖尿病患在手術前後，血糖容易控制不良。如在術前禁食下，注射或口服降血糖劑，會導致低血糖；手術的壓力荷爾蒙會對抗胰島素作用，產生高血糖。故糖尿病患的血糖在手術期常不易控制，可能產生低血糖症、糖尿病性酮酸血症、非酮酸性高滲透昏迷等急性併發症。另外血糖控制不良，會延遲傷口癒合、增加感染機會。

【既有血液疾病】

貧血、出血性疾病、血栓形成體質的病人，術後造成或更惡化低血壓低血氧。[7][1]

④ 臨床症狀及參考指標的警示

（一）中醫藥參與治療應注意的基本指標

- 應注意體溫、血壓、血氧、心搏速度、血糖、意識、尿量、血液常規檢查、生化檢查、電解質等基本指標所代表的警示。
- 低體溫、低血壓、低血氧濃度、低血糖、低血色素、低蛋白血症，都會導致術後低血壓低血氧的併發症。
- 體溫升高或降低可能是感染或藥物誘發。
- 血壓高會加重心、腦及內臟低灌流。

- 呼吸加快或心跳加速可能是乳酸中毒或發炎感染。
- 術後延遲甦醒或譫妄、癲癇、意識改變，表示中樞神經損傷。
- 頭痛、眩暈、噴射性嘔吐，表示顱內壓升高。
- 心律不整或心搏過速或胸痛，表示心臟損傷。
- 神智狀態改變、乏尿或乳酸中毒，表示器官低灌流，也可能面臨休克。
- 血小板持續降低，是早期感染的指標。
- WBC升高，表示內因或外源性感染。
- 老年或虛弱病人，感染期常無發熱，當WBC＞12000/mm³或＜4000/mm³，須注意可能已併發感染。
- AST、ALT急速升高，表示急性肝炎或藥物性肝炎。
- 若AST、ALT輕度升高，但ALB降低，γ-GT、膽紅素（bilirubin）持續升高，須預防肝衰竭。
- BUN、Creatinine持續升高，須預防腎衰竭。
- 若BUN升高至90mg/dL，須囑咐預防性單次洗腎。
- 鉀、鈉、鈣、鎂、磷等電解質失衡，會有心血管、神經肌肉、胃腸道的急性症狀，容易和其他併發症的症狀混淆，亦可能致命。[2]

（二）其他體徵的警示

- 神經學檢查，可探知神經功能缺損的程度及預後。
- 觀察咳嗽狀態，可探知橫隔肌功能、痰液的深淺、病人心肺狀態。
- 觀察痰液，濃稠黏膩或水狀清稀或乾咳無痰，可探知肺部排痰能力、代謝廢物的多寡、感染主要來自肺部，或其他部位，並提供中醫虛實寒熱辨證的參考。

- 觀察引流液是清澈或濃稠度高或仍有血水或參雜膿液，可探知屬寒症或熱症或感染。
- 觀察小便的色澤與尿量，解尿時的暢滯，除了可探知虛實寒熱之外，亦可推斷是否發炎、器官低灌流、肝腎損傷、麻醉及止痛劑的過當，以及藥物過敏等。
- 觀察腹部，如腹部舒緩，大便正常，表示腸蠕動正常，營養吸收及代謝廢物可順利進行；若腹部膨滿、脹大、硬痛、便秘，表示腸蠕動麻痺，部分平滑肌痙攣，幽門痙攣和氣體、糞便的停滯，代謝廢物的阻滯並干擾神經，且增加肝、腎毒性及內因性感染機率。
- 觀察水腫狀態，是否有下肢水腫，或面腫，或全身硬腫，或寸口動脈按壓有陷痕，是否伴隨喘悸，是否有腹水，缺盆是否浮腫等，可知病位及內臟的損傷程度。
- 觀察面色膚色，是明亮紅潤，或面赤目赤，或暗沉晦滯，體膚是冷或溫或熱，可探知病情的寒熱虛實。
- 參考中醫脈象的主症主病。但須注意，在危重病期時，麻醉藥、嗎啡類止痛藥、類固醇、甲狀腺素、升壓劑等，會造成脈動的假象。如類固醇、升壓劑會使瀕臨休克的病人脈動仍長大有力；顱內壓升高，將形成腦疝危症，其脈動可能沉遲有力；低血鈉可能脈動數或遲。故須與其他症象合參，避免思慮不周，影響判斷與治療。

五 中醫治療思路的探討

一、加強組織灌流。

二、減低氧的耗損。

三、清除代謝廢物。

四、降低並預防西藥副作用。

五、治療或控制既有疾病。

六、預防感染。

七、預防交感神經活化後遺及續發性傷害。

八、手術前後的主動預防與治療。

六 中醫補氣血、補腎陽、活血、通腑、清熱、利濕諸藥的應用探討

（一）補氣血、補腎陽

補氣血、補腎陽藥物：

- 可改善組織器官的低灌流，啟動全身細胞產生能量。
- 可增強骨髓幹細胞造血，增強心肺帶氧的能力，增加腎血流及EPO的製造，對腦、肝、胃腸等器官的功能的改善。
- 可修復腦和組織器官的細胞及阻止細胞凋亡，並增強免疫。

- 可解除麻醉、止痛劑對中樞神經及心肺功能的抑制。
- 補氣血、補腎陽藥物的提早使用，可預防交感神經活化後衰竭，及既有腎上腺、甲狀腺功能低下病人，術後產生急速功能不全。
- 當西藥有使用類固醇、升壓劑、止痛劑，須考慮提早使用補氣血、補腎陽藥物，預防體內因人工藥劑的反饋作用，導致急速潰乏或衰竭。

（二）活血化瘀

組織細胞缺氧、缺血，谷氨酸、凝血酶、血漿蛋白、血小板、白血球、神經節糖苷、介白質、干擾素、前列腺素等過度釋放，交感神經一腎上腺髓質系統的過度興奮，致體溫、血糖、乳酸、血脂、類固醇等異常增高，血液流變學、血小板黏附與聚集功能異常，纖維蛋白沉積和纖維蛋白溶解造成高血凝及易出血傾向，是血瘀血熱的表現。

臨床上術後低血壓低血氧併發症，亦多見血瘀症象，術後應激性血糖升高、胃潰瘍或出血、腹滿便秘，是血熱的表現。縱使一派虛寒，治療上亦須考慮可能化燥化熱。

活血化瘀藥可清除代謝廢物、改善血液黏稠度、降低續發性傷害、改善萎縮及纖維化、增加細胞供氧供血機會。

應用活血化瘀藥治療，最好選用活血化瘀，兼涼血止血藥物，因為此類病人雖屬血瘀證，但多血小板耗損，凝血功能不佳。

（三）通腑

術後低血壓低血氧併發症，多有腹部的膨滿或便秘狀態，乃神經傳導阻滯，或腸道蠕動麻痺，或平滑肌、幽門、橫隔膜、肝漿膜痙攣緊張。

使用通腑藥可通便，排除代謝廢物，降低腦壓、血壓，降低

Ammonia對腦的傷害，解除幽門、橫隔膜、肝漿膜痙攣，降低內毒素的自發性感染。

　　故治療術後低血壓低血氧併發症，皆須注意腹徵及排便狀況，縱然西醫已使用軟便劑，仍須考慮給與輕劑量之通腑瀉熱藥，或溫陽通便。

（四）清熱解毒

　　清熱解毒藥可減少耗氧，平息續發性的傷害，降低應激性血糖升高，預防內因或外源性感染。

　　臨症上，低血壓低血氧併發症，雖然多見氣虛、血虛、陽虛諸證，但在大隊補氣血補陽藥中，仍須考慮使用抗生素、利尿劑的傷陰體徵，或交感神經－腎上腺髓質系統興奮、應激性高血糖、胃潰瘍出血等真寒假熱，或預防補氣補陽藥之化燥，或預防感染等諸多因素，而酌參清熱解毒藥以制衡。

（五）淡滲利濕

　　腦部、心臟、肺部、肝臟、腎臟等臟器的低灌流，必會造成不同程度的體液滯留。故淡滲利濕藥是術後低血壓低血氧併發症必用的藥物。

　　及時清除體液廢物，可加速細胞獲得補氣補陽藥的供血供氧，減少細胞凋亡，對減輕後遺症有極大助益。

七 中醫藥對手術前後主動預防性治療的價值

　　運用中醫藥在手術前對既有疾病的及早治療，增強腦、腎血流及心肺功能，在手術後當麻醉清醒，可以飲水時，隨即投以大補氣血，酌加利濕、理氣、清熱解毒藥，囑咐病人一日份劑量在24小時內慢慢喝完，可有效預防並改善低血壓低血氧併發症，減少後遺。

　　中醫藥對手術前後主動預防性治療的價值極高，在個人的臨床治療經驗，認為有必要宣導病人對可預知性手術提早預防準備。若身體情況良好，可逕赴手術，但先備好中藥，待術後病人可灌食液體時即馬上灌服，則恢復速度極快，幾乎沒有低血壓低血氧之不舒服或後遺。若身體虛弱及原有術前危險因子，須視疾病輕重提早服用中藥，且術後持續依病情加入中醫治療，如此可積極降低併發症且及時挽救生命。

八 病案舉例

（一）高齡、術前肺氣腫、鬱血性心臟病，術後併發休克、癡呆

　　男性，89歲，肺氣腫，平日起身稍走動即面紅喘急。因跌倒致右髖關節粉碎性骨折，醫院評估其心肺功能不能承受手術，遂轉求本院治

療。跌倒4日後往視，病人體瘦高，神清，痛苦病容，面晦浮腫，下肢水腫，喘悸，尿少，舌紅紫瘀，脈弦數，是既有肺心病及骨折後肌紅蛋白釋出之腎炎徵兆，告知先服中藥改善心肺腎功能，再思手術之可能。

【處方一】

1日份，分多次服，7帖。

北耆2兩、當歸3錢、赤芍3錢、丹參4錢、川芎3錢、桃仁3錢、黃芩5錢、黃柏5錢、茯苓8錢、澤瀉8錢、枳實4錢、熟地4錢、乾薑3錢、附子3錢、玉桂子3錢、麻黃1錢、淫羊藿3錢、人參3錢、川七1.5錢。

服後水腫、喘逆及精神改善，經西醫評估可以手術，遂開立處方二（參見如下），囑其家屬先將藥煎煮好，於病人手術麻醉清醒後，醫師交代可以飲水，隨即將藥湯灌下。

【處方二】

1日份，分3次服，3帖。

北耆2兩、當歸3錢、丹參4錢、甘草3錢、白朮4錢、陳皮3錢、升麻3錢、柴胡3錢、木香3錢、黃芩3錢、茯苓4錢、生大黃5分、人參5錢。

手術清醒後半日，其女兒緊急來電，述病人突然意識喪失、眼白上翻、大汗喘急、血壓70/45mmHg，血氧90％，似將發休克，問何時灌服中藥，女兒適才驚覺父親清醒後，因忙於照護忘記給藥，遂馬上灌服1/2帖，約半日後女兒再來電說已漸無大礙。

手術後三日往視，神清，氣色佳，頭暈，仍無法自行排尿，再開立以下處方。

【處方三】

1日份，分3次服，7帖。

北耆2兩、當歸3錢、赤芍3錢、丹參4錢、川芎3錢、黃芩4錢、車前

子8錢、枳實4錢、熟地4錢、乾薑5錢、附子5錢、玉桂子5錢、麻黃1錢、天麻8錢、炒杜仲5錢、人參3錢、生大黃5分。

之後依上方加減續服數週，約兩個月後，病人個性變的多疑、暴躁，常向別人告狀其子女不孝，不給用餐，表情呆滯，手足舌震顫且頭晃動，記憶力驟降，是長期低灌流，且術後腎上腺、交感神經興奮後衰減，致中樞神經病變。再持續調養，半年後恢復極佳，可自行來診所就醫。據其子女描述，其父親是某宗教傳教師，跌倒前因年紀大已很久不敢出門了，現在常往返台中台北，可再執行且背完整套傳教儀式，記憶力與反應較骨折前更佳。

（二）腦腫瘤術後偏癱

男性，32歲，知名飯店廚師，長期頭痛，但因忙碌皆服止痛藥，並無就醫治療或檢查。某日上午服止痛藥仍頭痛，無法工作，其母交代必來本院就診，初診時見其雖全頭脹痛，但隱約痛有定處，眩暈，欲吐，面赤，且頭痛部位頭髮偏少，脈大且沉遲，似顱內壓升高之勢，遂囑其須馬上赴急診，經台大檢查發現左大腦有7公分大之良性腫瘤，立即進行開顱手術，由神經外科林瑞明醫師主刀，因腫瘤有部分潰破，故手術歷經15小時。術後左半側癱瘓，運動性失語，麻醉清醒後即加入中醫治療，經1年調治，可行動自如，因左腦broca語言區已被切除，故有殘留運動性失語言及右手腕以下功能障礙。

此病人因手術麻醉時間較長、腦腫瘤手術後遺，以及腫瘤佔位性腦水腫，導致左大腦缺氧缺血之偏癱，原台大醫院評估術後可能是植物人或半身癱瘓，但經中醫藥及時在術後參與治療，最後可行動自如，僅腦細胞切除部分功能障礙，是不幸中大幸。

手術後處方原則以補氣、活血、利濕、預防腫瘤再生為主，處方大

致如下：

乳香3錢、沒藥3錢、當歸3錢、川芎3錢、赤芍3錢、北耆2兩、黃芩3至5錢、茯苓5至8錢、澤瀉5至8錢、枳實4錢、天麻4錢、羌活1.5錢、川七2錢。

（三）幼童術後躁擾過動

6歲幼童，因反覆中耳炎致耳膜缺損，進行全身麻醉修補手術。其母主訴術後即躁擾過動，聽力減弱，脾氣暴怒，不能專注，見其面黃無華，奔跑喊叫，不能稍緩，唇紅舌紅，脈弦細數，是體虛麻醉後低灌流之腦神經損傷，合併常服抗生素之傷陰症候，治療處方如下所列（1帖分2日服完）：

柴胡3錢、黃芩4錢、連翹3錢、葛根4錢、麥門冬1.5兩、白芍5錢、北耆2兩、附子1錢、乾薑1錢、玉桂子1錢、神麴4錢、砂仁3錢。

以上處方加減服兩個月後，諸症悉除，反應穩重靈敏，白胖，體力佳，日後僅小感冒回診，中耳炎及腦神經病變終不復見。

（四）高齡，腹膜炎術後併發低血鈉、肺水腫、心包積液

男性，91歲，原有被害妄想症合併藥物性巴金森症，因急性腹膜炎手術方知是因腸結核潰破，手術後二日躁擾、亢奮、不眠，拒食，三日後強迫置入鼻胃管，灌食仍少，續發面浮，昏睡，全身水腫，低熱，軟便劑排便，尿液減少，Hb=8.5g/dL，WBC=2600/mm^3，血小板=12萬mm^3，ALB=2.1g/dL， GLU（AC）=140mg/dL，其餘尚正常，是術後低蛋白血症，且可能將併發敗血症，遂處方如下：

柴胡5錢、黃芩4錢、半夏4錢、丹參4錢、甘草3錢、乾薑3錢、大棗3錢、茯苓8錢、澤瀉8錢、黃連1錢、黃柏4錢、青蒿8錢、附子3錢、北耆1兩、麻黃1錢、人參3錢、肉桂1錢。

以上列處方加減治療，神智漸清醒。術後兩週，突復狂擾，自拔鼻胃管，腹痛腹瀉日十餘行，心搏急速，之後陷入昏睡狀態，血檢鈉離子121mEq/L，是手術後併發急性低血鈉症，台大醫院進行補鈉，因思低血鈉症必誘發腦水腫及心肺功能衰減，遂改以下列處方加減：

豬苓4錢、茯苓8錢、澤瀉8錢、白朮5錢、肉桂3錢、北耆2兩、川芎3錢、當歸3錢、天麻4錢、乾薑3錢、附子3錢、青蒿5錢、黃柏3錢、人參5錢。

之後3日至2個月，漸漸併發腦水腫，肺水腫，肋膜積水，心包積液，以上列處方加入：

麻黃1.5錢、防己3錢、葶藶子1兩、乾薑2錢、附子2錢、青蒿3錢。

待腦水腫及胸腔積液消退後，回歸治療術後腦神經、心、肺併發症後遺，以補陽還五湯及右歸飲為主，歷時兩年，漸漸康復。

（五）肝炎，乳癌手術暨淋巴結摘除配服中藥，術後皆無不適

女性，45歲，左乳癌二期，手術前例行性血檢AST=580U/L，ALT=460U/L，無B、C型肝炎，和信醫院暫停手術計劃，先行治療肝炎，病人服用兩個月的西藥，但指數仍不降，遂轉求中醫治療。初診時，見病人體能良好，尚可攻之，遂開立處方如下（7帖，囑服完即血檢）：

柴胡6錢、黃芩5錢、半夏4錢、丹參4錢、甘草3錢、生薑3錢、大棗3錢、大青葉8錢、板藍根8錢、黃連3錢、黃柏5錢。

7日後血檢，AST=151 U/L，ALT=123 U/L，依原方加當歸3錢，再開7帖，共服14帖中藥，指數降至正常，順利進行手術。並開立以下處方3帖，囑其術後麻醉清醒即灌服：

北耆2兩、當歸3錢、桂枝5錢、赤芍4錢、甘草3錢、生薑3錢、大棗3錢、黃芩3錢、木香4錢、元胡4錢、茯苓8錢、桃仁3錢、澤瀉8錢、黃柏3錢、川七3錢。

本方考慮預防術後低灌流、傷口感染、左臂淋巴結摘除回流不良、肝功能受損等，結果病人恢復迅速，肝功能血檢正常，之後亦完全無乳癌腋下淋巴結摘除後遺。

後記：此病人在作第二次化療時，即誘發急性藥物性聽神經損傷、及猛暴性肝炎，病人暴聾且AST=1850 U/L，AST=1569 U/L，和信醫院全停化療，病人轉回本院就診，依前法加減先調治肝炎，後轉以續服中藥預防乳癌復發，至今已屆十五年皆善，唯可惜左耳聽力受損僅恢復一二。

（六）術後併發急性腎上腺功能不全、敗血症、急性腎衰竭

老婦，75歲，因皮膚病長期服用抗組織胺及類固醇（日2粒）近三年，來院求治皮膚病時，全身多處瘀紅紫斑，微血管紅絲清楚可見，面浮胖，膚腫水腫，中心性肥胖，動即喘急，是類固醇性庫辛氏症候群。開立處方時，千般交代並囑附其家屬，不可擅自停掉類固醇藥。

病人服用水煎劑1個月後，皮膚及全身症狀明顯改善，欣喜之餘，方自行透露服中藥兩週後皮膚改善就停服所有西藥，並為自己可以停掉類固醇而自豪。續服兩週後就無再回診。

1個半月後，其女兒來電，告知其母因骨折手術後，即入加護病房已10日，病情相當嚴重，往視之，見病人全身嚴重脹腫，昏迷，三管，乏尿，灌食不入，發燒，BUN、Cr皆已極高，醫師使用高劑量之升壓劑仍無法提升血壓，是術後併發急性腎上腺功能不全、敗血症、急性腎衰竭，病人在隔日上午即死亡。

參考文獻

1. 許淑霞等編：手術期照護、麻醉、疼痛控制及重症照護，合記出版社，2004年，P.8-77。

2. 林世崇主編：基礎重症醫學，藝軒圖書公司，台北，2000年，P.99-145。

3. 廖廣義：談重大創傷之診治，橘井出版社，2004年，P.30-70。

4. 楊雪松等譯：實用急症處理手冊，合記出版社，台北，P.115-278。

5. 鄭淑鎂：大柴胡湯證與急性高顱內壓之症象比較研究，遼寧中醫藥大學碩士論文，2007年。

6. 陳長安編著：常用藥物治療手測，2008年，P.5-798，P.1220-1380。

7. 黃嘉文編譯：各科門診醫學──評估、診斷、檢查與治療，合記出版社，台北，2003年，P.11-20。

chapter

5

原發性腦腫瘤
中西醫結合之中醫治療

英文摘要

Traditional Chinese medicine（TCM）treatment of primary brain tumor can be classified into three approaches: 1）TCM treatment approach during the proliferation stage without Western medicine treatment intervention when the right qi is still sufficient can be identified as stasis heat pattern（possibly with phelgm-damp or yang hyperactivity）, requiring administration of heat-clearing and toxin-resolving, blood-quickening and stasis-transforming, and dampness-disinhibiting and bowel-freeing medicinals; 2）Integrated TCM and Western medicine treatment approach when the patient is either receiving Western medicine treatment or just after the struggle between right and evil can be identified as vacuity-repletion complex pattern, requiring administration of qi-supplementing and blood-quickening and heat-clearing and dampness-disinhibiting medicinals; and 3）TCM treatment intervention following exhaustion of Western medicine treatment options approach when there is major vacuity of right qi can be identified as cold stasis pattern, requiring administration of great qi- and blood-supplementing and kidney-supplementing and yang-warming medicinals. Stable intracranial pressure must be maintained during each stage of treatment, which is achieved by administering blood-quickening and stasis-resolving medicinals throughout the treatment regimen. Also, it is important to maintain adequate stools and urine output and supplement the spleen and fortify the stomach.

Keywords: primary brain tumor, TCM treatment of brain tumor, integrated TCM and Western medicine treatment of brain tumor, TCM treatment intervention of brain tumor after Western medicine options exhausted.

中文摘要

　　中醫治療原發性腦腫瘤，需分三角度治療。第一：純中醫治療，即腫瘤快速增殖期，且未經西醫治療，正氣不虛時，屬瘀熱證型，或夾痰濕，或夾陽亢，治療以清熱解毒、活血化瘀、利濕通便為主；第二：中西醫合療，即在西醫治療期間，或邪正相爭一段時日後，多屬虛實夾雜，治療以補氣活血、清熱利濕為主；第三：西醫放棄後中醫接手治療，此時正氣虛衰，屬寒瘀階段，以大補氣血及補腎溫陽為主。各階段皆須維持腦壓穩定，以活血化瘀藥貫穿各治療階段，並維持二便通利，顧護脾胃。

關鍵詞 原發性腦腫瘤、純中醫治療腦腫瘤、中西醫結合治療腦腫瘤、西醫放棄後的中醫治療腦腫瘤

㊀ 原發性腦腫瘤中醫治療原則

　　傳統中醫認為腦腫瘤的發病機制，可能是風寒濕熱諸邪，留滯不解，久病入絡，鬱而化火；或情志不遂，肝鬱氣滯傷陰，肝陽上亢，上擾清竅；或正氣虧虛，肝腎精血不足，腦髓失養，邪氣滯腦……等各種因素所致，在治療上，皆須區分三角度考慮不同治法：

（一）純中醫治療

　　腦腫瘤快速增殖期，且未經西醫治療階段，均以熱毒、血瘀為主要臨床表現。若有腦壓高，則合併濕熱，若有代謝廢物停滯，則合併痰熱，若引起交感神經症狀，則合併肝鬱或陽亢。

（二）中西醫合療

　　在西醫治療期間或邪正相爭一段時日後，多虛實夾雜，須補氣養血合併清熱解毒、活血化瘀、利濕通便。

（三）西醫放棄後中醫接手治療

　　西醫放棄治療，或中醫苦寒藥久伐，若正氣虛衰，形成低蛋白血症或骨髓抑制，並殘留神經損傷症狀，屬寒瘀階段，本虛邪實，以大補氣血及補腎溫陽，合併活血化瘀，酌加清熱解毒，扶正留人為主。

⼆ 中醫⽅藥運⽤

（⼀）純中醫治療

　　腦腫瘤初發未經西醫治療或腫瘤急遽發展期，屬本態性（按：本態性係謂腫瘤未經西醫治療，或未經中醫長期苦寒藥抑制，病⼈正氣不虛，臨床表現⾎瘀⾎熱的症象。）三焦實熱階段，且正氣不虛者，其證型屬中醫之瘀熱痰濕證。均應以⼤劑量的清熱解毒、活⾎化瘀藥，合併化痰、利濕、疏肝、重鎮安神等藥，並通利⼆便。

　　處⽅可考慮三個⽅向：

　　1. 乳沒四物湯合併黃連解毒湯。

　　2. ⼤柴胡湯加黃連解毒湯、丹參。

　　3. ⼩柴胡湯加黃連、黃柏、丹參。

　　三種處⽅皆須加⼊茯苓、澤瀉、⼤黃，若腦壓⾼，劑量需⼤，若腦壓不⾼，劑量可輕，須維持⼤便1⽇3⾄5次，同時降腦壓、消腦⽔腫，加⼊蟲類藥品⽌痙、抗腫瘤，如⽔蛭、地鱉等藥。

　　若急性或重度腦⽔腫，併發急性⾼顱內壓，甚⾄腦疝形成，此屬三焦實熱證型，以⼤柴胡湯合併五苓散加減，並維持⼤便1天瀉下3⾄5次。

（⼆）中西醫合療中醫⽤藥

　　中西醫合療要看正氣強弱，多屬氣⾎兩虛合併瘀熱。若正氣不虛，仍以本態性的瘀熱痰濕論治，但需酌加補氣養⾎之品；若正氣不⾜，則以預防西醫副作⽤為主，並酌加活⾎化瘀、清熱解毒藥，例如：

　　1. ⼿術後兩週，屬氣虛餘熱未盡，處⽅以聖愈湯或補中益氣湯治療。

2. 化療後造成骨髓抑制兼見食欲不振，需補氣養血、理氣健脾、滋養肝腎，處方以聖愈湯或香砂六君子湯為主。若白血球經上方治療仍升不上來，則需加入熟地黃、山茱萸、乾薑、附子、肉桂等大補腎陽。

3. 腦腫瘤初栓塞或減壓手術後，若無注射類固醇，屬實熱期，以大柴胡湯加黃連、黃柏、天麻、茯苓、澤瀉、大黃。

4. 腦腫瘤經放療或化療後遺之腦水腫，以小柴胡湯加黃耆、當歸、黃柏，加重茯苓、澤瀉；或半夏天麻白朮湯加黃耆、當歸、黃芩。

（三）西醫放棄後的中醫治療

晚期多屬寒瘀或合併肝腎陰陽兩虛階段，治療處方考慮，應以能恢復脾胃功能，升高血色素，升高血中蛋白，糾正低血鈉，改善BUN、Cr等，並維持腦壓的穩定，處方以補脾胃、補氣血、補陽為主，如：香砂六君子湯、十全大補湯，或右歸飲，或加乾薑、附子、肉桂、人參、川七、菟絲子、黃耆等藥，加重黃芩、黃連、黃柏，促進正氣恢復，五臟相互調節，喚醒抑癌基因，增加抗癌力。當體力恢復，造血正常一段時日後，此時考慮已恢復本態，復以活血化瘀、清熱解毒，合併利濕通便治療。

㊂ 腦水腫及顱內壓升高的中醫治療

（一）腦腫瘤初發未經西醫治療或腫瘤急遽發展期之顱內壓升高，屬三焦實熱，以清熱解毒、活血化瘀、通利二便治療。

（二）放療階段未使用類固醇的顱內壓升高，屬氣虛合併濕熱，以

補氣清熱利濕、活血化瘀治療。

（三）化療階段輕度腦水腫，以補氣養血、利濕化瘀治療；如骨髓抑制過甚，須再加入乾薑、附子、玉桂，或人參、川七。

（四）西醫或中醫抑制腦腫瘤增生過程中，須避免腦腫瘤溶解引發顱內壓升高，以能維持腫瘤凋亡最理想。

（五）若無顱內壓升高，有輕微腦水腫、眩暈、頭痛、偏盲、嗅覺麻痺等，可以乳沒四物湯加黃芩、黃連、黃柏、蒼朮、茯苓、澤瀉、天麻、川七、麻黃等治療。

（六）若顱內壓升高、腦水腫、眩暈、嘔吐、頸以下萎軟無力，以乳沒四物湯加黃芩、黃連、黃柏、蒼朮、茯苓、澤瀉，加重天麻到1.5兩、吳茱萸5錢，加入水蛭、地鱉。若腦壓不降，則上方加大黃；或改為大柴胡湯加蒼朮、茯苓、澤瀉、天麻、吳茱萸、水蛭、地鱉、川七等。必要時加入西藥治療。

四 臨症注意事項

腦腫瘤各階段的治療須注意事項：

（一）優先控制腦水腫，降腦壓

腦腫瘤易發生高顱內壓症，治療應優先降腦壓。臨床症狀為頭暈、頭痛、噁心、嘔吐、視乳突水腫、神經缺損、行為改變、視力障礙、頸項僵直。

初期為三焦實熱，以清熱化瘀利濕法；中期屬氣虛血瘀，以補氣養

血合併清熱化瘀利濕法；晚期屬寒瘀，以補氣化瘀溫陽利濕法治療。

（二）必用清熱解毒藥

清熱解毒藥可抑制腫瘤幹細胞的興奮與複製，抑制腫瘤細胞分裂及血管生成荷爾蒙的分泌，抑制腫瘤分泌毒素，阻斷腫瘤營養之後援，治療腫瘤快速增殖期之發熱，腫瘤性內分泌過亢，腫瘤異位激素分泌異常旺盛，腫瘤性血球增多，預防感染。

（三）必用活血化瘀藥

活血化瘀藥須貫穿於整個腦腫瘤的治療過程，阻斷腫瘤血管新生，促進正常血管修復，消解已形成之腫塊，攻伐癌瘤，抑制腫瘤分泌毒素，阻斷腫瘤營養之後援，改善癌性疼痛。

（四）必用化痰利濕藥

化痰飲及淡滲利濕藥，可令腫瘤細胞脫水，固定，不再長大；可清除不正常的水分或分泌物、免疫複合體、細菌、病毒或腫瘤細胞分泌所產生之毒素或代謝廢物，避免免疫細胞或中藥在撲殺癌細胞過程中，因代謝廢物沉澱、阻擋，或神經傳導介質太多或過度黏稠，而減低療效；亦可預防腫瘤溶解性腎炎及顱內壓升高。

（五）必維持二便通利

用大黃令大便通暢，日瀉數次，可加速改善病情並降腦壓。

大黃能清熱、利膽，溶解腫瘤細胞分泌的各種毒素，及清除腫瘤產生的代謝廢物，抑制腫瘤細胞血管新生，溶解血栓及水腫的阻滯，改善全身病情，使機體盡快恢復平衡狀態。

（六）加入蟲類藥

蟲類藥可抑制腫瘤細胞分裂及血管新生，誘導腫瘤細胞凋亡，抑制癌細胞DNA合成，消解已形成之腫塊，攻伐癌瘤。

（七）須顧護正氣及脾胃吸收能力

須喚醒並修復自體抑癌基因，解除免疫受抑，維持脾胃營養及藥物的吸收能力。

顧護正氣適用於：

1. 腦腫瘤外科手術後，解除麻醉對腦部及神經的抑制，增加腦部、心臟、腎臟的血液灌流，預防感染。
2. 化放療後遺之脾胃損傷、虛弱、低蛋白血症、貧血、神經損傷、心臟病變、腦缺血缺氧、腦萎縮退化、脫髓鞘、中風。
3. 腦腫瘤晚期體虛及惡液質。
4. 使用苦寒藥一段時日後，或免疫與腫瘤邪正交爭一段時日後，或西醫化放療後，正氣虛弱，但腫瘤持續增大狀態。

（八）須適時使用疏肝理氣或重鎮安神處方

免疫與腫瘤邪正相爭階段，及腫瘤本身的毒邪特性，或腦腫瘤的特殊病灶，易致交感神經活化，刺激腎上腺系統，引起全身性過度興奮；原發性腦腫瘤常合併高顱內壓、高血壓、高血糖、甲狀腺亢進、高泌乳素血症、腫瘤性內分泌過亢、腫瘤異位激素分泌異常旺盛、腦神經亢奮之狂躁、嚴重睡眠障礙……等，故須適時使用疏肝理氣處方，如大柴胡湯、小柴胡湯等加方，或重鎮安神處方如建瓴湯加方。

（九）補陽與苦寒的互用

加入補陽藥時，須一方面苦寒退熱，一方面補陽，劑量兩者同時增加，寧可苦寒多一點，補陽少一點。

（十）人參、黃耆、乾薑的運用時機

經西醫使用大劑量類固醇後，皆會變成陽虛體質，在西藥服用一段時間或停藥後，腦細胞容易萎縮退化，方劑中宜加人參、黃耆、乾薑。

五 病案介紹

（一）顱咽管腫瘤（Craniopharyngioma）

女性，36歲，顱咽管腫瘤，侵犯腦下垂體後葉及下視丘，尿崩症西藥控制，因腫瘤與正常組織融合粘連，西醫不能手術或放療，經友人推薦轉求中醫治療。

【症狀與體徵】

失眠，服安眠藥多年，劑量增加，仍終夜難眠，藥物性夢遊，大便3日1行，燥渴。頭脹痛甚，頻吐，眩暈，目睛脹痛，面浮腫，行偏斜，頸以下乏力，焦躁易怒，語意不清，血壓高，血糖高。舌質暗紅瘀，脈弦緊。

【處方】

黃芩8至10錢、黃連5至8錢、黃柏8錢、大黃3至5錢、懷牛膝8錢、代赭石8錢、白芍5錢、乳香3錢、沒藥4錢、丹參10至20錢、陳皮8錢、半夏4

錢、茯苓4至8錢、澤瀉4至8錢、水蛭丸3g、地鱉丸3g。

【治療經過與追蹤】

連續治療3個月後，諸症改善，經MRI檢查腫瘤變小，與正常組織分離，病人自述台大醫院神經腫瘤醫師原預期須做3次電腦刀放射治療，放療期間仍續服中藥，但僅做1次電腦刀便效果極佳，告知無須再做。前後共服中藥6個月，追蹤至今已4年無再復發。

（二）惡性室管膜瘤（Ependymoma）

女性，34歲，2006年發病，經電腦刀治療緩解；2010年復發，經手術合併珈瑪刀治療；2012年復發，經螺旋刀治療後，加入中醫治療。

【症狀與體徵】

面晦膚暗，神情亢奮，語音宏亮，暴躁易怒，常對其子施暴不能控制，不能入眠，大便硬，7日1行，燥渴。舌質暗紅，脈弦緊數滑。

【處方】

黃芩8錢、黃連8錢、黃柏8錢、大黃6至8錢、芒硝1至3錢、甘草3錢、柴胡4錢、白芍5錢、乳香4錢、沒藥8錢、丹參15至20錢、陳皮8錢、半夏4錢、茯苓4錢、澤瀉4錢、水蛭丸3g、地鱉丸3g。

【治療經過與追蹤】

病人持續服水煎藥兩年，經追蹤腫瘤持續萎縮，遂停中藥。1年後腫瘤復發，再歷經手術減壓及珈瑪刀放療，現仍持續服中藥控制。

（三）寡樹突惡性腦瘤（Oligodendroglioma）

女性，57歲。左額葉寡樹突惡性腫瘤，三期。2013年11月手術，2014年11月復發，復手術並放療，預計放療結束後進行化療。放療期間即配合中醫藥治療。

【症狀與體徵】

體胖，腹大，虛弱，神滯，行暈，無華，舌暗紅，舌下瘀深，脈弦弱帶滑。

【放療期間中醫處方】

車前子4錢、澤瀉8錢、柴胡4錢、黃芩5錢、黃連3錢、半夏4錢、陳皮8錢、丹參8至10錢、沒藥4錢、桃仁4錢、大黃1至3錢、黃耆10至15錢。（體力尚可，去黃耆）

※放療結束後再檢查，腫瘤縮小，改善極佳，無須再做化療。

【放療結束後中醫處方】

柴胡4錢、黃芩5錢、半夏4錢、丹參8至10錢、沒藥4錢、黃連3錢、黃柏5錢、陳皮8錢、砂仁4錢、骨碎補8錢、大黃2錢。

【治療經過與追蹤】

原西醫判斷病人的生命不超過兩年，但追蹤至今1年8個月，腦瘤尚無再復發。

（四）腦幹惡性間質性腦膜瘤（Anaplastic meningloma）

男性，60歲。小腦有2cm惡性間質性腦膜瘤，西醫囑咐手術及放射線治療，病人畏懼，轉求中醫。

【症狀與體徵】

面膚晦暗，腰痠，小便起泡多，入眠難，易醒，燥渴，大便日二，易溏便，曾職業廚師十多年。舌質暗瘀、紅絳少苔，脈弦滑。

【處方】

丹參10錢、黃芩5至10錢、黃連3至5錢、黃柏5至10錢、蒼朮8錢、白芍5錢、陳皮8錢、砂仁4錢、生杜仲5錢、懷牛膝5至8錢、山茱萸4錢、骨碎補8錢、青蒿5錢、葛根5錢。

【治療經過與追蹤】

經過中醫治療半年後，腫瘤停滯不長，病人無任何不適。西醫師驚訝為何病人病情穩定無快速惡化，再三詢問是否有他處服藥治療。之後斷續服中藥，至今超過兩年皆善。

chapter

6

菊池氏病
Kikuch's Disease

摘要

　　菊池氏病，又稱為組織球壞死性淋巴炎，臨床上十分罕見，典型特徵為頸部淋巴腺腫大，其外觀及觸感與頭頸癌、肺癌等之淋巴轉移，不易分辨。病人於日後易復發或轉變成紅斑性狼瘡或其他自體免疫性疾病，西醫多給予支持性療法。中醫透過辨病及辨證，扶正袪邪，糾正免疫過亢，抑制感染，截斷且預防日後疾病進展，有相當好的療效，癒後極佳。

關鍵字 菊池氏病、淋巴腺腫大、自體免疫、ANA、WBC·DC

病案介紹

　　男，22歲，就讀台中XX大學，有氣喘及異位性皮膚炎病史。就診時症狀為：高燒，右側頭痛欲裂，關節及全身痠痛，全身皮膚泛紅脫屑，搔癢熱燙，頭皮癢且皮屑紛多，食欲減退，倦怠乏力，症狀發生1週，服止痛消炎藥及抗生素無法緩解。

　　理學檢查時發現病人右耳後下方有一個6×8cm不規則腫塊，觸之堅硬不移，且有壓痛，頦下亦有數粒約2至3cm之淋巴結，右腋下及雙鼠蹊部有堅硬腫塊，而鼠蹊部延大腿內側有累累如串之淋巴結腫大（病人告知此累串淋巴腫已年餘），消瘦，面膚晦暗，舌瘦而紅絳，舌下靜脈瘀張，脈弦細疾數。病人無咳嗽、咽痛、鼻塞、頻尿、腹痛瀉、嘔吐、便秘……等呼吸道、腸胃道或泌尿道感染之症狀，其母親告知此病於兩年前夏天至今反復發作，常因熬夜及疲勞後發，每次約3個多月才能緩解，發作期間多方治療效果不佳，平日小便起泡極多，隔夜不消；且自國中起，皮膚紅癢嚴重脫屑，容易感冒，個性焦躁，不易溝通，似有強迫症。

　　經中醫處方後兩週快速改善，腫塊消散。病人於初診後2個月因熬夜突發生皮膚嚴重紅癢脫屑且灼熱，囑其配合類固醇（3日）續服中藥後改善。於初診後4個月，因A型肝炎，AST/ALT 3000U/L以上、T-Bil 10mg/dL，配服中藥後快速緩解，且並無合併皮膚病或淋巴腫塊發生。此期間中藥治療調理共約5個月，以上症狀全部改善，皮膚光滑潤澤，之後追蹤1年，不曾再發，且體力佳極少感冒，仍持續追蹤觀察。

討論

一 西醫觀察與治療

　　菊池氏病，又稱為組織球壞死性淋巴炎，此病十分罕見，是Kikuchi與Fujimoto兩人於1972年在日本首次發現並詳細描述，故稱Kikuch's disease。此疾病好發於20至30歲的年輕人。臨床典型特徵為頸部淋巴腺腫大，可能伴有不明原因發燒，可能有輕度中性球減少及淋巴球增生。後頸部三角淋巴結最易受到侵犯，腋下、縱膈腔內或鼠蹊部等淋巴結常合併腫大。腫大的淋巴結可能會有壓痛感，也可能不會。其他症狀可能伴有上呼吸道感染，或體重減輕、關節痠痛、噁心、嘔吐、盜汗、肝功能異常。一部分病人在發病後1至2個月出現皮膚病灶如臉部紅疹，血管炎或斑塊狀紅疹，症狀會在2至4個月後自行緩解。病因未知，可能是病毒感染或自體免疫造成。但有部分病人於日後會復發或轉變成紅斑性狼瘡或其他自體免疫性疾病。

　　臨床表現與淋巴癌無法區分，切片檢查，組織學可見淋巴結局部、界限清楚、並位於paracortical area的壞死。只有很少的漿細胞與中性白血球，而有多量的plasma-cytoid monocytes與死掉細胞核的殘骸。

　　西醫治療多與支持性療法，予消炎退熱藥、抗生素，若病情嚴重給與類固醇治療。[1]

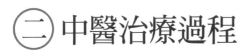二 中醫治療過程

＜初診＞ 2009年7月6日

有以下症狀：高燒、右側頭痛欲裂，關節及全身痠痛，全身皮膚泛紅脫屑，搔癢熱燙，食欲減退，言語低微，倦怠乏力，右耳後6×8cm不規則腫塊，觸之堅硬不移，且有壓痛，右腋下及雙鼠蹊部亦有堅硬腫大之硬塊，鼠蹊部延大腿內側有累累如串之淋巴結腫大，消瘦，面膚晦暗，舌瘦而紅絳，舌下靜脈瘀張，脈弦細疾數。

【診斷】正虛邪盛，三焦實熱，氣血兩燔。

【論治】清熱解毒，補氣解表，活血化瘀。

【處方】（7帖，每日1帖）

黃芩8錢、黃連5錢、黃柏5錢、當歸5錢、北耆2兩、羌活3錢、川芎3錢、白芷5錢、桂枝5錢、桃仁4錢、枳實4錢。

【醫囑】囑咐此病可能是自體免疫疾病或感染誘發，若嚴重可能併發腦膜炎或菌血症；亦可能是淋巴癌。須至醫學中心作病理切片，並血檢：Urine，CBC，WBC DC，AST，ALT，ALB，C3，C4，ANA，ESR，CRP，BUN，Creatinine，AC GLU。

＜二診＞ 2009年7月13日

病人來診時神情愉悅，熱退，食進，體力改善，腫塊消減一半，但傍晚後仍低熱乏力，皮膚雖仍脫屑紅癢但晚間較嚴重，不似1週前終日發作。病人因服藥漸舒，不願至醫院作病理切片，僅自行血檢，7/12血檢報告如下：

WBC=15800/mm^3、RBC=353萬/mm^3、Hb=11.2g/dL、M.C.V.=69fL、M.C.H.=22pg、PLT=13.5萬/mm^3、WBC DC：Band.=4％、Seg.=80％、

Eosin.=2％、Baso.=1％、Mono.=5％、Lym.=7.6％、ALB=3.9g/dL、
C3=105mg/dL、C4=29mg/dL、AST/ALT=65/75 U/L、CRP=7.49mg/dL、
ESR=18mm/h、ANA=1：160、AC GLU=95mg/dL、BUN=25mg/dL、
Creatinine=0.9mg/dL、無蛋白尿。

【診斷】餘熱未盡，正虛邪戀，血枯膚燥。

【論治】清熱解毒，補氣養陰，涼血養血。

【處方】（7帖，每日1帖）

黃芩5錢、黃連3錢、黃柏5錢、北耆2兩、川芎3錢、枳實4錢、青蒿
8錢、知母8錢、地骨皮8錢、當歸4錢、何首烏4錢、刺蒺藜4錢、菟絲子4
錢、白蘚皮8錢。

＜三診＞ 2009年7月20日

已無低熱，症狀大為改善，頸部、腋下及鼠蹊部之腫塊全消，僅皮
膚仍乾癢泛紅易角質增生，而頦下數粒淋巴結及大腿內側之累串淋巴結仍
未消退。舌質偏暗紅，舌下靜脈瘀張，脈弦緩。

【診斷】氣虛血熱，血枯膚燥。

【論治】補氣養陰，涼血養血。

【處方】（7帖，每日1帖）

當歸8錢、刺蒺藜8錢、何首烏8錢、菟絲子8錢、白蘚皮8錢、黃芩5
錢、黃連3錢、北耆1兩、枳實4錢。

＜三診＞至＜九診＞ 處方大致相同，皮膚症狀亦時進退。

＜十診＞ 2009年9月7日

9月5日凌晨起，皮膚大發紅癢灼熱脫屑，唇乾裂，面紅目赤，頭皮
屑多且癢甚，測體溫不高，但煩熱異常，口燥渴，飲水不解，大便正常，
舌質紅絳，脈弦數。

【診斷】血熱，血枯膚燥。

【論治】清熱解毒，涼血養血。

【處方】（7帖，每日1帖）

黃芩8錢、黃連5錢、黃柏5錢、蒲公英8錢、荊芥4錢、黃耆1兩、當歸4錢、刺蒺藜4錢、何首烏4錢、菟絲子4錢、白蘚皮8錢、枳實4錢。

【醫囑】見此症起病迅速，因考慮病人已開學有課業壓力，故囑咐其若2日後無改善，須配合西醫類固醇治療。

＜十一診＞ 2009年9月14日

病人配合服用3日類固醇後，病情控制下來，繼續接受中醫體質調理。

【調理處方】

當歸8錢、刺蒺藜8錢、何首烏8錢、菟絲子8錢、白蘚皮8錢、黃芩5錢、黃連3錢、北耆1兩、枳實4錢、青蒿4錢、知母4錢、大棗10枚。

＜備註＞

1. 自2009年9月14日至12月9日期間，調理處方大致相同。

2. 病人於2009年11月6日感染A型肝炎，AST/ALT 3000U/L以上、T-Bil 10mg/dL，配服中藥後快速緩解，且並無合併皮膚病或淋巴腫塊發生。

3. 自初診2009年7月6日至12月9日，共5個月治療後，病人皮膚光滑潤澤，頦下及鼠蹊部延大腿內側之累串淋巴結全部消散，之後追蹤1年，不曾再發，且體力佳，少感冒。

4. 囑咐病人：忌熬夜、長時間打電動、油炸燒烤食物、含防腐劑之罐裝甜飲。須每日11點前入睡，睡足8H，多喝水，多蔬果，營養正常，感冒須看中醫並考慮前症。

（三）中醫治療思路

　　菊池氏病目前在西醫方面，經病理切片確認後，多給予支持性療法，然後等待自行緩解。而臨床上病人容易反復發病，或病程冗長，體力耗損，生活品質受到很大的影響。若因發病期間免疫降低併發伺機感染，即可能進展成更嚴重之病情，如腦炎、菌血症、急性腎衰竭、甚至肝腎綜合症等。

　　本案病人在發病前反復皮膚如紅癬症多年，影響情緒、睡眠、學習及人際關係，導致讓家長誤認為病人有精神疾病。西醫對於發病之後可能進展成自體免疫性疾病，如乾癬、SLE等，並無積極有效的預防對策，而中醫在糾正免疫、抑制免疫過亢方面，確實有許多可發揮之處。

　　中醫透過脈象、舌象及問診過程，初診時以大劑量之黃芩、黃連、黃柏，抑制免疫及感染，同時治療高熱及皮膚燔灼；並加入大劑量之北耆，截斷反復感染之脈虛體弱，促骨髓幹細胞快速製造專一免疫細胞，恢復抗病的有利條件；另用當歸、川芎、桃仁活血破血生新血，以治硬結之腫塊；佐以桂枝、白芷、羌活引邪出表。之後的調理，以補氣、清熱、養陰、涼血、養血為主，終可順利將兩年來反復發作之菊池氏病消退，且多年來紅癬亦得到滿意緩解，相信病人若按照醫囑作息得當，應可避免未來發展成自體免疫性疾病。

　　病人的頸部、腋下及鼠蹊部之腫塊堅硬不移，與頭頸癌、肺癌等各種癌症之淋巴轉移，其外觀及觸感，實難分辨。但考慮其腫塊旋起，且壓痛，久捫之有蘊熱，又有發熱，判斷應為感染誘發自體免疫疾病的機會較大，但仍須考慮淋巴癌之可能，須注意白血球的分類以排除淋巴癌之疑慮。

　　另外，血液檢查亦能協助我們檢驗遣方思路判斷是否正確，進而放膽用藥。如本案病人的血色素、補體偏低，白血球、中性球增多，淋巴球降低，表示屬正虛邪實，確實處於感染狀態；CRP、ESR、ANA等指數升高，表示處於全身性的發炎狀態；但BUN、Creatinine、ALB正常，表示尚無進展至腎炎，且體力易快速恢復；白血球的分類正常，排除淋巴癌之疑慮。

㈣ 增補病案

增補病案（一）

　　男性，28歲，自小學五年級起，發菊池氏病，台大手術兩次，頸部數枚硬石腫塊，最大3.5cm，腋下淋巴結硬塊，長期服類固醇未曾間斷（持續9年）/現階段每日1粒，服降尿酸劑，長期肝指數過高，因長期服用類固醇，導致雙側髖關節壞死，久行即僵痛顯，右側尤甚，左側髖關節曾做減壓手術，入眠極難，眠淺易醒，大便溏日2至3次。舌質暗紅瘦薄，下脈瘀紫，脈弦弱。

　　血檢：Hb=15，PLT=177k，CRP=0.3，ESR=9，Cr=0.74 ，AST/ALT=188/65。

〈第一階段〉

　　頸及腋下淋巴結硬腫如石，長期肝炎、長期服用類固醇階段。

　　〔處方〕：共服48帖（1日1帖）

柴胡4錢、白芍4錢、黃芩5錢、黃連3錢、黃柏5錢、丹參10錢、沒藥4錢、陳皮8錢、砂仁4錢、蒼朮4錢、骨碎補8錢。

註：此際正氣不虛，邪熱仍熾，屬血瘀血熱階段，故以清熱解毒，活血化瘀為主，因淋巴腫塊及肝炎不癒皆係屬於少陽，佐以柴胡、白芍，一方面引藥達病所，同時協助清熱解毒、活血化瘀藥，治療肝炎、抑制免疫過亢，及消解淋巴硬塊。

〈第二階段〉

肝炎改善，類固醇減服階段，淋巴結硬塊變軟薄。

血檢：AST/ALT=19/31， γ-GT=50，IgG=32，T/D Bili=19/31。類固醇2日服1粒。

〔**處方**〕：共服80帖（1日1帖）

柴胡4錢、白芍4錢、黃芩5錢、黃連1.5錢、黃柏5錢、丹參10錢、沒藥4錢、陳皮8錢、砂仁4錢、蒼朮4錢、骨碎補8錢、黃耆8錢。

註：因肝炎全然改善，類固醇減服，故於原方中減少黃連劑量，並加入黃耆。此階段頸部及腋下淋巴腫塊已削減許多，且變軟薄。

〈第三階段〉

頸腋淋巴結幾乎觸不到，鼻翼兩側漸發脂漏性膚炎，西醫於4月底完全停服類固醇。

〔**處方**〕：共服50帖（1日1帖）

柴胡4錢、白芍4錢、黃芩5錢、黃連1.5錢、黃柏5錢、丹參10錢、沒藥4錢、陳皮8錢、砂仁4錢、蒼朮4錢、骨碎補8錢、黃耆8錢、何首烏5錢、當歸5錢。

註：此階段淋巴結全消，順利停服類固醇，脂漏性膚炎改善。

增補病案（二）

女性，44歲，青少年期間發菊池氏病，19歲曾淋巴結手術，之後壓力大或過勞斷續小發作。近一年忙碌且睡眠不足，3個月前復發，多處淋巴結腫大，左頸病灶化膿，反覆服抗生素及清瘡。

〈初診〉

見左頸淋巴結硬塊纍纍，紅腫熱痛癢，化膿潰破，腋下及鼠蹊淋巴結腫大，服抗生素症仍，燥渴，面萎黃無華，虛倦乏力，頭暈，低熱，眠難，二便常。舌質淡紅，脈弦弱。

〔**處方**〕：（1日1帖）

柴胡4錢、桂枝5錢、黃芩5錢、黃連1.5至3錢、連翹5錢、丹參8錢、甘草3錢、白芍3錢、陳皮8錢、茯苓4錢、黃耆20錢、當歸3錢、川芎3錢。

註：以上處方共服3個月，淋巴結全消散，體力恢復，回到職場工作，囑咐須眠足，不可過勞。

增補病案（三）

男童，8歲，發熱持續半月，體溫攝氏39至39.5度，經林口長庚診斷為菊池氏病。肝脾腫大，全身多處淋巴結腫大，服類固醇及解熱鎮痛劑，左頸手術1顆較大淋巴結約2cm。

〈初診〉

自汗多，汗味穢，低熱，盜汗，大便硬2日1行，燥渴，納可，消瘦，面膚晦暗無華，虛倦，焦躁。舌質紅，苔白，脈浮數。
血檢：Hb=11.3，WBC=5700，137cm/28kg。

〔**處方**〕：（5帖服7日）

柴胡4錢、黃芩4錢、丹參5錢、甘草3錢、大棗5錢、青蒿4錢、地骨

皮4錢、陳皮8錢、砂仁4錢、連翹4錢、黃連1錢、茯苓4錢、黃耆10錢。

〈二診〉

左鼻易流鼻血，低熱仍，自盜汗減，汗味穢善。

血檢：dsDNA=169.6，CRP=51.4，IgG=1007（608-1572），IgA=267（45-236），IgE=2430（<100），Hb=8.6，Seg=77.2%，Lym=16.7%。

〔處方〕：（5帖服7日）

柴胡4錢、黃芩5錢、甘草3錢、青蒿5錢、地骨皮5錢、陳皮8錢、砂仁4錢、連翹4錢、黃連3錢、黃柏5錢、黃耆15錢。

〈三診〉

鼻血改善，長胖體力佳，神情愉悅，僅黃昏低熱氏37至37.3度，全停西藥。

〔處方〕：（10帖服14日）

柴胡4錢、黃芩5錢、甘草3錢、青蒿8錢、地骨皮8錢、陳皮8錢、砂仁4錢、丹參5錢、黃連3錢、黃柏5錢、黃耆10錢。

註：病人於14日後無再回診，經電話訪查，其父告知病童全然改善，無任何不適，故不願再回診服藥。

增補病案（四）

女性，17歲，經台大醫院診斷為菊池氏病。

〈初診〉

左頸項淋巴結硬腫累累，低熱，反覆感冒，經期月來2行，皆量多，大便2日1行。胸悶，項強，頭痛，虛倦，值經量多，燥渴，舌質淡暗嫩紅，苔膩，脈浮弦。血檢：Hb=11.9，WBC=11.3，Seg=82.3%，Lym=11.5%。

〔**處方**〕：（7帖，1帖1日）

柴胡4錢、黃芩5錢、連翹5錢、黃連1.5錢、丹參5錢、熟地黃5錢、山茱萸4錢、黃耆15錢、桂枝5錢、茯苓5錢、當歸4錢、陳皮8錢。

〈二診〉至〈四診〉

〔**處方**〕：（1帖1日，二診至四診，共計服42帖）

柴胡4錢、黃芩4錢、連翹4錢、川芎3錢、丹參5錢、熟地黃5錢、山茱萸4錢、黃耆15錢、桂枝5錢、炒杜仲5錢、陳皮8錢、附子1.5錢。

註：腫塊全消，體力好，少有感冒，曾遭流感但速癒，月經皆如期且量正常。

 參考文獻

陳儷文・李志鴻・江伯倫：當代醫學，第三十七卷，第十期，橘井文化，2010年，P.757-759。

類固醇藥物的
正副作用及其副作用之
中醫藥輔助心得淺析

摘要

　　類固醇藥物治療範圍極為廣泛，且療效迅速，但其副作用極大，文獻上雖有明確記載，西方醫學至今仍無有效緩解與戒斷方法。

　　類固醇的副作用，大致可分為三大類型：

1. 過量或長期服用類固醇，導致的如醫源性庫欣氏症候群（Cushing's syndrome），及各種疾病症象。

2. 長期抑制ACTH分泌，導致腎上腺皮質萎縮衰竭之類固醇危象，如艾迪森氏症（Addison's disease）。

3. 驟停類固醇藥物產生的原發病情反跳，及血中濃度降低的各種症狀。

　　本文以長期實際治療體會，探討中醫對類固醇副作用的輔助治療，分別就四個問題來探討：

1. 皮質類固醇的生理功能。

2. 人工類固醇製劑的應用範圍及副作用。

3. 中醫對其副作用的預防與治療。

4. 應用類固醇注意事項。

　　並且依中醫「辨證論治」，分別類固醇對不同器官組織的不同副作用，以中醫藥的分型，分別不同方劑藥物輔助治療，闡發中醫藥對於類固醇各階段副作用的預防、輔助治療，以及戒斷。在正確的辨證論治下，幾乎沒有副作用，可彌補現代西醫學的不足。

病案舉例

以下5例，是門診常見類固醇藥物產生的各種副作用，以及驟減類固醇劑量的病情反彈，甚至發生危象。

【病例1】

老翁75歲，因皮膚病十多年長期注射類固醇及服抗組織胺，來院求診，體形浮腫，疲倦虛弱，高血壓，糖尿病史，皮膚薄且暗沉，血色條紋多，紫斑遍佈，舌質紅絳無苔，下脈青紫，病人主訴多年為皮膚病所苦，近約3日即注射1次類固醇方能抑癢，經3週水煎中藥治療，改善程度病人相當滿意，第1次就診時，即再三囑咐不可驟停類固醇治療，但病人第1週即自停，且蓄意不告知，第5週突然感染肺炎，隨即引發敗血症後不治死亡。

【病案2】

老婦71歲，輕度糖尿病，兩年前因於一日間食過多龍眼，次日突發暴聾，西醫師給高劑量類固醇治療，症狀改善，但停藥後1年間，聽力仍快速退化至幾近耳聾，且行動漸遲緩，臀腿肌肉萎縮無力，走路常因腳尖抬高不夠而絆倒，心清，但對自己前一夜所做事常無記憶，病人因此擔心來院求治中醫，經治療後漸漸改善。

【病案3】

女童11歲，因3個月大始發氣喘，之後稍遇寒流或感冒即發喘鳴，長期西醫治療，經介紹來診，見其瘦小畏縮，發育遲緩，約如5至6歲大，全身皮膚色黑如黑人後裔，其父母以為是其祖某代之基因遺傳，經半年治

療後，漸漸白胖長高有活力，早已停西藥且完全無發作氣喘，再過半年調養，亭亭玉立，膚白晢，且追蹤兩年，僅某次運動會賽跑後急灌冰水發一次氣喘，此外身體健康且不易感冒。

【病案４】

女童9歲，血小板減少性紫斑症（TIP），長期血小板約3千，醫給類固醇2日服1粒，可維持8千左右，但常無預警重感冒，感冒即全身出血瘀斑，醫即給短期高劑量類固醇，血小板驟升7至8萬，出血可控制，停藥即迅速回落至3千，經來院治療6個月期間，僅初期治療尚有一次感冒出血，但家長續給中藥，無回西醫治療，之後類固醇漸減至1週1粒，且血小板穩定成長至5萬上下，僅偶爾輕度黃鼻涕，未曾再出血，病童原體形肥胖，動喘，面垢如油，毛髮粗黑，膚晦暗，現長高且身材比例佳。

【病案５】

男童12歲，3年前因腎病綜合徵，長期服高劑量類固醇至今，雖已國小6年級，但身高卻如國小1年級，中心性肥胖，動則喘甚，疲倦，頸縮，面晦，大量蛋白尿，每日仍服8粒類固醇，其母帶來中醫求診，初期3週自覺體力改善，蛋白尿亦稍減，但恰因其主治醫師出國，新的醫師認為類固醇劑量太重，驟減成日服4粒，病童母親不以為意，並未告知中醫，隨後病情急速加重，或重感冒，或腎膀胱炎，或疲勞虛弱，或蛋白尿更飆升，西醫師未察是因減藥過快，反而叮囑因服中藥所致，令病童家屬畏懼，直到原主治醫師回國，將類固醇恢復原來劑量，但因其對中醫不瞭解，再三囑咐家屬單純西醫治療，不可再給予中藥。

＊以上5例：

病例1，是老年人驟停類固醇，因感染嚴重性增加，而產生腎上腺萎
　　　縮之危象。

病例2，是類固醇導致腦部及周邊神經及肌力的損傷。

病例3，是氣喘兒長期以類固醇治療，抑制生長，致發育遲緩。

病例4，是以類固醇增強造血，但產生醫源性庫欣氏症。

病例5，是驟減類固醇之症狀急速惡化及感染嚴重性增加。

㊀ 腎上腺皮質生理

（一）腎上腺皮質生理

　　腎上腺大致分為2層，外層為皮質，佔90％，中心為髓質。腎上腺皮質又可分為3層，最外層分泌醛固酮（ Aldosterone ），中層及內層分泌皮質醇（ Cortisol ）及性激素（ 包括睪酮和雌二醇 ）。[1]

　　在基礎狀況下，腎上腺每日分泌15至30mg皮質類固醇，清晨4至8點鐘時分泌最多。精神受到極大壓力時，分泌量可增加10倍。[2]

（二）腎上腺皮質激素的作用

1. 應激（ Stress ）

　　機體在遭遇各種有害刺激時，可引起腎上腺皮質機能變化。如劇烈疼痛、創傷、燒傷、出血、中毒、休克、嚴寒、高溫、手術、麻醉、感染、恐懼、低血糖等壓力，均可引起腦垂腺促腎上腺皮質激素分泌增多，

繼使腎上腺皮質激素（尤其糖皮質激素）大量分泌，此應激反應對人體生存保護起重要作用。

若腎上腺皮質儲備功能不足，則抵抗力低下，並易在上述壓力應激狀態下發生腎上腺皮質功能衰竭，極易死亡。

2. 調節三大營養物質代謝

（1）醣類

促進糖原新生，增加肝糖儲備，抑制組織細胞對葡萄糖的利用，並刺激胰臟分泌升糖激素，使血糖升高。因此糖皮質激素是胰島素的對抗激素。

（2）蛋白質

促進蛋白質分解以製造葡萄糖。

（3）脂肪

動員脂肪，使血中脂肪酸增加。皮質醇增多症患者，由於脂肪分解加速，使四肢脂肪減少，另一方面由於血糖增高，刺激胰島素分泌增多，胸腹部及面部脂肪對胰島素較敏感，合成較多，引起月亮臉及中心性肥胖的體型，及所謂脂肪重分配。

3. 免疫方面

使溶解體（lysosomes）穩定而抑制發炎反應，抑制免疫反應，抗毒素，抗過敏，抗休克，抑制周邊血中嗜酸性白血球，增加嗜中性白血球。

4. 淋巴系統

減緩胸腺、脾臟和淋巴結中的淋巴組織增生，即減少循環淋巴球與嗜伊紅性白血球的數目，並使淋巴組織減少，抑制纖維母細胞，減少膠原

質合成。

5. 促進造血

刺激紅血球、血紅素、血小板產生。

6. 骨骼、肌肉方面

減少鈣從腸道吸收，促進鈣自腎臟排泄；抑制骨生長，基質生成及鈣化；在生理量時，維持肌肉力量，過量時則引起肌肉萎縮。

7. 消化系統

增加胃酸及胃蛋白酶、胰液的分泌，促進食欲；抑制胃黏液分泌，使胃黏膜保護力降低。

8. 神經系統

增加中樞神經系統的興奮性。

9. 水分與電解質

調節水與電解質代謝，利尿，排鉀並促進水及鈉離子的重吸收。

10. 心血管方面

加強各種升壓藥對血管平滑肌的作用，加強心肌收縮力。[2][3]

⼆ 人工類固醇

（一）人工類固醇製劑主要應用治療範圍

各種結締組織病膠原質病（Collagen disease）：如全身性紅斑狼瘡、硬皮症、多發性肌炎。

各種嚴重感染引起的中毒症狀。

各種過敏性疾病：如哮喘、過敏性鼻炎、枯草熱，藥物反應，過敏性休克。

皮膚病。腦水腫。敗血性休克。結核病合併腦膜炎或漿膜腔積水。急性風濕熱。

血液病：如急慢性白血病、再生不良性貧血。

何杰金氏病。其他淋巴腫。血鈣過高症。

腎病症候群。痛風。潰瘍性結腸炎。

多發性硬化症。慢性活動性肝炎。器官移植後之免疫抑制劑。腎上腺皮質功能不全。

淋巴系統的惡性腫瘤：如淋巴癌、淋巴細胞性白血病。[4][5]

（二）類固醇副作用及其病理機轉

1. 消化性潰瘍、出血、穿孔

糖皮質類固醇能抑制胃黏液分泌，使胃黏膜保護力降低，干擾組織修補。並增加胃酸及胃蛋白酶的分泌，故易造成胃腸之潰瘍、出血、穿孔。

2. 低血鉀

促進腎臟留鈉排鉀，並促進水及鈉離子的重吸收，易導致低血鉀。

3. 感染

- 抑制白血球之T淋巴球對發炎之反應，增加感染機會，降低免疫功能。
- 促使已治癒或靜狀的結核菌復活。
- 易感染黴菌，對細菌及病毒感染的機會及嚴重性增加。
- 類固醇治療會遮蔽感染的症狀，往往病情嚴重時才能察覺。

4. 抑制生長

長期治療會抑制兒童生長。

5. 腦及神經病變

- 長期服用類固醇，初期興奮，停藥後會產生腦神經功能萎縮、退化。
- 類固醇會引起腦細胞水腫，導致顱內壓增高。
- 周邊神經損傷，無力、麻庳。
- 神經精神症狀，如興奮，失眠，行為與人格改變，神經緊張，易激動，甚至產生精神疾病。

6. 抑制腦下垂腺 ACTH 分泌

若糖皮質類固醇用量超出生理補充量（即每日超過20mg Hydrocortisone或相當量的其他製劑）1週以上，腦下垂腺功能即受抑制。

7. 氮平衡成負數

加速肝外蛋白質的分解，致蛋白質代謝速度過快，引起水分瀦留或氮瀦留，甚至引發氮質血症。

8. 皮膚萎縮

- 皮膚變薄發亮，傷口癒合不良。
- 皮下膠原質纖維斷裂，使皮膚出現裂痕。

9. 肌肉萎縮、無力

肌肉無力，主要發生於上肢近端，停藥後須數月後方能恢復。

10. 糖尿病

促進糖原新生，增加肝糖儲備，抑制組織細胞對葡萄糖的利用。並刺激胰臟分泌升糖激素，使原有的糖尿病加重，潛伏糖尿病明顯。

11. 體重增加、浮腫

- 臉部、頸部、軀幹脂肪堆積，而周邊脂肪減少，即中心性肥胖。
- 水與鈉滯留，致全身性浮腫。

12. 心臟衰竭

心臟負擔增加，易導致鬱血性心衰竭。

13. 高血壓

醛固酮製劑增加交感神經興奮，刺激腎素（Renin）分泌增加，致血壓升高。

14. 血脂過高、動脈粥樣硬化

15. 骨質疏鬆、病理性骨折

- 抑制骨生長、基質生成及鈣化。
- 減少鈣從腸道吸收，促進鈣自腎臟排泄。

16. 肝腫大

加速肝外蛋白質分解，促進肝臟氨基酸之攝取，在肝臟形成白蛋白

或糖分。

17. 醫源性皮質醇增多症（庫欣氏症）

　　皮質醇在血漿中以結合皮質醇（Corticosteroid binding globulin, CBG）與游離皮質醇（約1至3％）兩種形態保持動態平衡，妊娠或服用雌激素時，CBG增高，肝硬化、腎病綜合徵時，CBG減少，但游離皮質醇皆無影響。但使用人工糖皮質醇製劑治療時，血中皮質醇大大升高，遠超過CBG結合能力，游離皮質醇亦升高，故可解釋即使給與少劑量之類固醇藥物，仍有明顯的庫欣氏症狀。

【注解】
醫源性庫欣氏症候群（ Cushing's syndrome ）

臉部變圓、變紅，毛髮變粗、頸部後下方脂肪變厚（即水牛肩），皮膚變薄，皮下小血管很清楚，碰觸易出血瘀血，皮下脂肪變多，易出現紅色條紋，特別在上臂內側、大腿內側及肚皮，但四肢末端肌肉痿縮，即中心性肥胖。疲倦，高血壓，高血糖，面潮紅，月經異常，陽萎，多毛，青春痘，水腫，多尿，低血鉀，骨質疏鬆，抵抗力減弱，特別易受黴菌感染，甚至因細菌病毒感染而出現敗血症、休克死亡。

---

18. 腎上腺皮質萎縮、類固醇危象（艾迪森氏症）

　　因糖皮質激素對下丘腦一垂體之負反饋作用（ Negative feedback mechanism ），長期大量使用類固醇製劑之病人，其血中糖皮質激素濃度增加，使ACTH分泌減少，從而抑制腎上腺皮質分泌糖皮質激素，導致腎上腺皮質萎縮衰竭，停藥後，會出現腎上腺衰竭機能不足現象，即艾迪森氏症。

【注解】

醫源性艾迪森氏症（Addison's disease）

衰弱，體重減輕，眉毛稀疏、面色臘黃、陰毛及腋毛脫落、月經異常、胃口不佳，易腹痛，噁心，嘔吐，下痢，便秘，人格變化，精神錯亂，關節痛，肌肉痛，聽味嗅覺等遲鈍，低血壓，低血糖，性欲減退，陽萎，皮膚變黑。此病人除有腎上腺皮質激素低下外，甲狀腺激素及性腺激素亦常同時低下。平時的分泌不足，若遇壓力，如手術或生病，身體須要較多之皮質類固醇，即明顯不足而產生發燒、低血鈉、低血糖、噁心、嘔吐、意識不清，嚴重時造成休克，甚至死亡。

19. 其他：

月經不調，多毛症，青春痘，面部潮紅，陽萎，白內障，多尿，易瘀血。[3] [6] [7]

（三）類固醇產生之腦神經病變

1. 服用過量時會產生之腦神經病變

- **憂鬱型：**

憂鬱低潮，失眠，注意力不集中，疲勞倦怠，由於病人會併發電解質異常、糖尿病、高血壓等，因此可能有意識混亂、幻聽、幻視、幻覺、妄想等。

- **焦躁型：**

欣快、躁動、不安、喜言、失眠、衝動、甚至誇大妄想。

2. 長期服用類固醇致腎上腺萎縮之腦神經病變：

疲倦，呆滯，昏睡、憂鬱、惡夢、胃納差。[7]

㊂ 中醫對類固醇副作用的輔助治療

依各醫家學說及個人臨床心得，將類固醇副作用的中醫藥輔助分為驟停類固醇與長期服用類固醇副作用二型，分別予以總結歸納如下：

（一）驟停類固醇

致使原發病情急速反跳，依臨床症象可分以下三種階段證型：

1. 實熱證型

病人多屬青壯、體質尚健，服用類固醇時間不長，腎上腺皮質分泌功能尚未因長期受抑制而萎縮，有輕微的庫欣氏症候群，驟停類固醇，病情易急速反跳成實熱證，臨床上多見皮膚病、免疫風濕病患者。

治療：以清熱涼血利濕為主。

【病例介紹】

一位女性病患，49歲，體質佳，主管職，性急，長期忙碌熬夜，4個月前因肩部僵硬，友人為其按摩拔罐，當晚從拔罐處引發嚴重性蕁麻疹，全身灼熱，疹處漫紅硬腫刺痛，自此醫師給予類固醇、抗組織胺，據其述，初服藥時，亢奮異常，連續5日不能入眠，續服4月，病勢雖稍減，仍每夜發病，症如前述，痛苦不堪，故來院求診中醫，見其體壯，面晦膚晦，輕微中心性肥胖，語急，煩躁，眠難，多夢，脈弦數，舌質紅偏紫，下絡瘀紫，現仍維持每日1粒類固醇。

＜初診＞

給予溫膽湯加味。

半夏5錢、甘草5錢、大棗5錢、生薑3大片、竹茹4錢、枳實4錢、茯苓4錢、黃柏8錢、銀花5錢、龍骨5錢、牡礪5錢。7帖，並囑其不可驟停類固醇。

＜二診＞

好眠，晚間雖會發疹，但輕淺綿軟微癢，再給7帖如前方。

＜三診＞

全身性硬腫蕁麻疹已全退，但左心區上端延左肩及上臂，即病人初期發病處有些許微熱紅癢微痛病灶，病人自述因第1週服中藥已改善許多，所以將西藥全停，原發蕁麻疹已漸退，但5日後突增此症。因病勢尚不明確，改方如下（7帖）：

黃芩5錢、黃連3錢、黃柏8錢、梔子3錢、甘草5錢、茯苓8錢、澤瀉8錢。

＜四診＞

病人述三診後隔日晚間，病灶處突紅腫灼熱痛癢，不能眠，當夜急診，醫注射高劑量類固醇，病勢方減。但4日後病勢更急，痛苦難耐，來電詢問，因疑其為血管炎，囑其中藥續服，改往免疫方面檢查，西醫師認為不宜再注射類固醇，給予高劑量抗組織胺及消炎藥，見其紅腫範圍擴大，左臂及左半側及胸背面，皆灼熱刺痛，脈洪數，給方如下（7帖）：

黃芩8錢、黃連8錢、黃柏8錢、梔子4錢、甘草5錢、茯苓8錢、澤瀉8錢、銀花1兩。

＜五、六診＞

病勢漸退，紅腫癢痛漸改善，較能眠，續給兩週如四診處方加減，並停服西藥。之後給予滋陰養血舒肝之品調養收功。

2. 真寒假熱證型

病人體質雖中上，但因長期服用類固醇，除原發疾病外，已產生典型之庫欣氏症候群，如中心性肥胖、浮腫、二便少、抵抗力降低、稍動即

喘、血壓及血糖偏高、疲勞倦怠等，如驟停類固醇，除原發病情急速惡化外，虛弱倦怠更甚，反復感染不易痊癒，療效更顯遲滯，須明確告知病人續服類固醇，配合中藥，再慢慢遞減。

　　治療：除了治療原發疾病之外，亦須針對類固醇藥副作用治療，處方須加入補氣補陽、清熱利濕之藥，如北耆、乾薑、附子、肉桂、黃芩、黃柏、茯苓、澤瀉等，服用一段時間，自然浮腫肥胖、倦怠動喘、血壓血糖等改善。

3. 陰陽兩虛型

　　病人素秉體弱，或老年者，或長期依賴高劑量之類固醇，致腎上腺衰竭，突停服後，產生醫源性艾迪森氏症，須視其是否原發病情惡化，或合併感染，若原發病情惡化，加上腎上腺機能不足，除服回原劑量類固醇外，處方均須考慮大補氣血及補陽，如大劑右歸飲、十全大補湯、補陽還五湯等，加入乾薑、附子、肉桂等，以期修復腎上腺，若係敗血症，須依其證型加入人參、薑附桂等。

（二）長期服用類固醇副作用的中醫補救治療探討

1. 醫源性庫欣氏症候群

　　若有熱象，以補氣活血、清熱利濕為主，如補陽還五湯加黃芩、銀花、茯苓、澤瀉等；若無熱象或體弱，以補氣補陽、活血利濕為主，如補陽還五湯加乾薑、附子、肉桂、黃芩、茯苓、澤瀉等。

2. 腎上腺功能退化

以十全大補湯,或右歸飲,或補陽還五湯加減治療,方中須加入人參、乾薑、附子、肉桂、黃芩或黃柏,寒熱互用。

3. 低血鉀

以補陽還五湯或半夏天麻白朮湯,加乾薑、附子、肉桂、人參,重用天麻。

4. 消化性潰瘍

若脹氣、打嗝、胃痛、排便時秘時瀉,以黃連解毒湯或葛根芩連湯、清胃散、半夏瀉心湯加川楝子、元胡治之。

若胃酸食道逆流,以四逆散或溫膽湯加黃連、萊菔子治療。

5. 腎前氮質血症

以五苓散加北耆、蒲公英、銀花、人參、川七,酌加活血化瘀與補陽藥,如乾薑、附子、玉桂。

6. 腦及神經病變

- ・腦萎縮、退化:以半夏白朮天麻湯、十全大補湯、補陽還五湯、右歸飲等,加天麻、黃耆、人參、川七治之,甚者再加四逆湯。
- ・顱內壓增高:實質本態性顱內高壓,可用黃連解毒湯或大柴胡湯或建瓴湯加方治療。腦水腫或水腦症性顱內高壓,則以五苓散為主方,加北耆、人參、天麻、川七等。
- ・周邊神經損傷,無力、麻痺:以黃耆五物湯或補陽還五湯,加乾薑、附子、銀杏葉、黃芩治之。

7. 皮膚萎縮

臨床大致分為兩型,若皮膚薄、色澤暗沉、煩躁口渴、舌紅脈數便

秘者，屬陰虛內熱，以滋陰養血為主，如四物湯或溫清飲或地骨皮飲，熟地改生地，加銀花、黃芩、青蒿、知母等。若膚薄白、倦怠、手足乏力、脈細弱者，屬氣血兩虧，以八珍湯或七寶美髯丹、育生血枯方，再加黃耆治之。

8. 脂肪增生與水分瀦留

以理氣化痰利濕為主，如香砂六君子湯、二陳湯、五苓散、半夏白朮天麻湯等為主，視其屬熱屬寒酌以加減治療。

9. 血糖升高

初期服用類固醇之血糖升高，多屬實熱型，以黃連解毒湯或知柏地黃湯加減，可收速效。中期多屬氣陰兩虛型，以人參白虎湯或補氣血處方中重用養陰退熱之品即可降糖。後期以胰島素注射仍不易控制，且有進入慢性腎衰竭階段，可用腎氣丸或右歸飲加方以治腎實質病變；以五苓散加方以治水分瀦留病變。

10. 鬱血性心臟病

以補陽還五湯為主，重用丹參、赤芍，加入人參、川七、茯苓、澤瀉。

11. 高血壓

初期血壓升高、血糖升高、煩躁口渴、脈數、不能眠等，屬肝陽上亢，以建瓴湯、知柏地黃湯、大柴胡湯等加減治之。後期倦弱、脈細弱之高血壓，屬氣血兩虛，但虛中夾實，以補陽還五湯加減治之。

12. 肝腫大

以養血柔肝為主，如聖愈湯加減。

13. 骨質疏鬆

胃納佳者，以右歸飲或二仙膠；胃納差者，可用香砂六君子湯或參苓白朮散等加方，可回滲骨髓。

14. 反覆感染不易痊癒

依證型以香砂六君子湯、聖愈湯、十全大補湯等長期調養，即可改變反覆感染之體質。

15. 神經精神症狀

- **憂鬱型**：以半夏白朮天麻湯或桂枝加龍骨牡蠣湯，或腎氣丸、溫膽湯等加大棗、龍眼乾，或半夏厚朴與甘麥大棗湯合方等治療。
- **焦躁型**：以知柏地黃湯或建瓴湯加龍骨、牡蠣、黃連等藥治療。
- **腎上腺萎縮之腦神經病變**：因而有疲倦，呆滯，昏睡、憂鬱、惡夢、胃納差等症狀，當大補氣血陰陽，慎防腦部進行性萎縮退化，可用補陽還五湯合併四逆湯，再加人參、川七、天麻等藥治療。

16. 兒童發育遲緩：

若食欲不振，以香砂六君子湯為主；食欲佳者，以補中益氣湯，或補陽還五湯，或歸耆建中湯，或十全大補湯等方劑，合併四逆湯，再加人參、川七、鹿茸。

㈣ 醫者警示

　　類固醇藥物在臨床上的療效，確實迅速，但愈是神奇，醫者愈須謹慎投藥，恰如利刃的兩面，善用可以救人，使用不當可能導致死亡。僅提出幾點建議以供參考：

（一）類固醇雖對抗發炎非常有效，但會遮蔽感染徵兆，助長擴散，和降低病人抵抗力，故感染性疾病，或腫瘤因素之發炎，或傷口癒合不良，不宜服用。[4]

（二）病人原存在的某些疾病，如高血壓、糖尿病、胃潰瘍、潰瘍性結腸炎、慢性腎炎、腎功能不全、甲狀腺功能過低、血栓性靜脈炎、重症肌無力、痙攣障礙、庫欣氏症候群、青光眼、孕婦、哺乳婦、心血管疾病、骨質疏鬆症、精神疾病等，不宜服用類固醇。[1][4]

（三）不宜讓病人承受高劑量類固醇，會損傷抗體反應，且有神經併發症的危險。

（四）不宜倉促停藥，須緩慢遞減，或配合中藥戒斷。

（五）若已出現腎上腺機能萎縮，則須暫時服回原來劑量，再配合中藥慢慢調治。

（六）凡使用過類固醇治療之病患，恢復速度皆比無服用類固醇者延遲許多，須耐心調治。

(五) 結論

　　西方醫學在面對其各種副作用產生時，只能減量或停藥，並無積極補救辦法。

　　中醫在臨床上，對於類固醇各階段副作用的補救治療，及類固醇藥物的戒斷，有很好的療效，且少有副作用，可彌補現代醫學上的不足。

　　臨床醫師熟悉類固醇的各種副作用，尤其是遮蔽感染、驟停類固醇後之病情反跳、及類固醇危象等，有助於控制病情，並避免醫療糾紛。

參考文獻

1. 張天鈞著：荷爾蒙與疾病，健康世界雜誌社，1999年11月，P.23-30。
2. 王德炳主譯：哈里遜內科學第十五版，人民衛生出版社，2003年4月。
3. 傅祖植著：內分泌系統，牛頓出版公司，P.43-61，P.148-179，1989年5月。
4. 陳長安編著：常用藥物治療手冊。
5. 李源德等主編：一般內科學（疾病篇），金名圖書有限公司，1997年7月，P.1509-1544。
6. 劉鴻興編譯：當代診斷與治療，合記圖書出版社，1999年1月。
7. 張天鈞著：認識腦垂腺疾病，正中書局，1999年4月。

精神藥物引起巴金森氏症
之中醫治療體會

摘要

　　精神藥物主要作用為阻斷多巴胺接受器，以治療思覺失調症、躁症、妄想症等精神科疾病，但可能造成功能上多巴胺的缺失，而產生藥源性巴金森氏症。

　　藥源性巴金森氏症，易發生在服精神藥物1週至3個月間，臨床上以抗巴金森藥物治療，有部分病人可能發生原發性巴金森氏症。

　　依臨床觀察，藥源性巴金森氏症病人以膽鬱痰擾為主證者居多，且以溫膽湯加方依不同兼證施治效果較佳；待諸症狀改善後，視體質續調肝、脾、腎、氣血、腦髓等，以期陰平陽秘，精氣神充足，可預防原發性巴金森氏症。

　　中醫的清熱化痰，疏肝解鬱，重鎮安神諸法，除了可解除因精神藥物對神經傳導的抑制，而產生醫源性巴金森氏症之外，亦能改善神經傳導的代謝過亢，且治療精神藥物可能產生的各種副作用。

關鍵字 精神藥物、多巴胺接受器、藥源性巴金森氏症、膽鬱痰擾、溫膽湯加方

前言

　　精神藥物是指可阻斷多巴胺接受器（dopamine receptor）的藥物，如：抗精神病藥（antipsychotcs）、止吐劑（antiemetics）、抗組織胺（antihistamine）、鈣離子阻斷劑（calcium channel blocker）、抗憂鬱劑（antidepressant）、左旋多巴（L-dopa）、抗膽鹼（anticholinergics）、抗癲癇藥物（anticonvulsants）……等。精神藥物可能引起各種運動障礙，如：急性肌張力異常（acute dystonia）、巴金森氏症（parkinsonism）、靜止不能（akathisia）、持續性不自主運動（tardive dyskinesia），及精神藥物引起的惡性症候群（neuroleptic malignant syndrome）。本文僅就抗精神病劑引起之巴金森氏症的中醫藥補救治療作初步探討。

一 抗精神病劑引起之巴金森氏症
（Drug-induced Parkinsonism, DIP）

　　因抗精神病劑主要作用為阻斷接受器，造成功能上多巴胺的缺失，而產生藥源性巴金森氏症的表癥，呈現肌肉僵硬、齒輪樣僵硬動作、口腔及舌頭動作不靈活、臉部肌肉僵硬、靜止性顫抖、緩慢笨怯步伐、屈身彎腰的姿勢、小碎步、往前俯衝等症狀。這些藥源性副作用，常被誤認為是思覺失調症的一部分病情而忽略治療。[1]

二 抗精神病劑的藥理作用

　　抗精神病劑屬於神經阻斷劑，又稱為「多巴胺受體對抗劑」（dopamine receptor antagonists），主要治療思覺失調症、躁症、妄想病等，以減除病人的激動、狂躁、幻覺、錯亂、妄想等症狀。專家認為此類病患腦部有過多的神經傳導介質多巴胺（dopamine），其藥理作用在於神經間隙裡阻礙從「傳導神經末稍」釋放之dopamine，不被「感覺神經末稍」的接受體所接受，或增加dopamine的代謝轉換率，以便減少並調節過多的神經傳遞。

　　抗精神病藥除了會阻斷dopamine接受體之外，亦對正腎上腺素（norepinephrine）、血清素（serotonin）、乙醯膽鹼（acetylcholine）等接受體有強力的阻斷作用。[2]

三 疾病發生及癒後

　　藥源性巴金森氏症，通常發生在開始服藥1週至3個月出現，女性多於男性，40歲以上較易發生。臨床上以抗巴金森藥物治療，有1/2病人不會復發，但另1/2卻可能復發，復發的病人易發生原發性巴金森氏症。[1][2]

四 中醫治療探討

（一）辨病思路

1. DIP 與原發性巴金森氏症病的基礎差異

　　原發性巴金森氏症，是神經系統退行性病變，主要因中腦的黑質紋狀體（nigrostriatal system）的細胞缺失，導致神經介質多巴胺減少所引起。

　　DIP病人乃因神經傳導介質代謝過盛，為解除其陽性精神症狀，而阻斷腦部的多巴胺（dopamine）、去甲腎上腺素（norepinephrine）、血清素（serotonin）、乙醯膽鹼（acetylcholine）等接受體。

2. DIP 臨床表現

　　DIP病人的臨床症狀表現，除了有典型巴金森氏症之椎體外症狀，尚仍窺見原發病情如思覺失調症、躁症、妄想症等些許症狀，另外亦可能有因藥物抑制產生的其他副作用，綜合表現出以下極不平衡的臨床症狀：

＊巴金森氏症狀：僵硬、動作緩慢、靜止性顫抖、小碎步、身體彎曲、往前俯衝等。

＊原發病情症狀：如思覺失調症、躁症、妄想症等臨床症狀。

＊藥源性其他症狀：

- 神經系統：嗜睡、眩暈、頭痛、精神亢奮、緊張、靜坐不能、抑鬱、焦慮、不安、失眠、震顫、感覺異常、心智混亂、語無倫次、耳鳴、癲癇、視力模糊、肌肉僵硬、張力過強。

- 心臟血管系統：姿勢性低血壓、心律不整、心跳過快、發汗、循環虛脫。

- 消化系統：口乾、咽炎、吞嚥困難、食欲不振、噁心、嘔吐、便祕、下痢、腹痛、麻痺性腸阻塞。

- 泌尿系統：蛋白尿、糖尿、頻尿、多尿。

- 皮膚：疼痛、搔癢、毛囊炎、表皮潰瘍。

- 血液：血小板減少。

- 其他：倦怠、肌肉虛弱、發熱、肝及腎功能損傷。[3]

3. DIP 易產生藥物熱

精神病藥物也可能發生藥物熱（drug induced fever），因腦部多巴胺功能降低，黑質紋狀體功能喪失，導致椎體外徑症狀（extrapyramidal syndromes）而產生僵硬及顫抖，持續地肌肉僵硬及顫抖，也會導致發熱及橫紋肌溶解（rhabdomyolysis）。[4]

（二）辨證思路

1. DIP 與原發性巴金森氏症治療思考上的差異

【原發性巴金森氏症】

病因多由情志耗傷肝腎，或先天稟賦不足，或年老久病體衰，或腦血循環障礙，或勞倦過度，或腦炎，或化學物質中毒，或藥物……等，除了中毒、感染或藥物誘發之疾病初期屬實邪表現，病程發展過程為本虛標實，多以肝腎不足，氣血兩虛為主。

【DIP病人】

（1）原有狂躁、亢奮、妄想等實熱證，因藥物抑制腦部功能，而產生不平衡之肝膽滯鬱，故雖表現有巴金森氏症之僵硬、動作緩慢、語遲等症狀，但病人的黑質紋狀體功能實質上並無缺陷，故雖標實但非本虛，初期應以清熱化痰，疏肝解鬱，重鎮安神為治療重點。

（2）服用抗精神病藥會產生DIP的病人，其原因有三：其一為藥物劑量過重；其二為服藥抑制過久；其三為病人本身之黑質紋狀體神經細胞有隱性缺損，故不敵藥物抑制。

若屬藥物劑量過重，則經中醫治療再加上減藥或停藥，即可改善；若屬服藥抑制過久之病人，其黑質紋狀體細胞易產生退行性萎縮；而原有腦部黑質紋狀體隱性缺損者，此類腦細胞功能原已不足，稍經抑制，則提早出現巴金森氏症的病變。故服藥抑制過久及病人黑質紋狀體原有隱性缺損者，須及早預防之後產生原發性巴金森氏症。治療前期以清熱化痰、疏肝解鬱，重鎮安神等解除抑制為主，待各種症狀改善後，須著重於調養肝、脾、腎、氣血、腦髓，即可預防日後產生原發性巴金森氏症。

2. DIP 以膽鬱痰擾為主證

依臨床觀察，DIP病人以膽鬱痰擾為主證者居多，故以溫膽湯加方效果較佳。

膽鬱痰擾證是指痰熱內擾，膽氣不寧而表現驚悸、失眠、多夢、易

驚、膽怯、煩躁不安、胸脅悶脹、善太息、頭暈目眩、口苦、嘔惡、納呆、煩躁、抑鬱、舌紅苔黃膩、脈弦滑等諸症。

3. 多合併其他兼證

DIP單純以膽鬱痰擾證完整表現者少，多合併其他兼證，如：

- **兼肝胃不和**：則呃逆噯氣、吞酸嘈雜、胃脘及脅肋脹滿疼痛。
- **兼氣鬱**：則咽中不適、乾痛，似有物梗塞，咳之不出、吞之不下。
- **兼痰火擾神**：則見狂躁、譫語、妄動、哭笑無常；或發熱煩躁、面赤氣粗、口苦、便秘、尿赤、痰黃稠、舌質紅、苔黃膩、脈滑數。
- **兼肝氣鬱結**：則抑鬱、焦躁、易怒、胸脅脹痛明顯。
- **兼肝陽上亢**：則頭目脹痛、眩暈耳鳴、面紅目赤、急躁易怒、腰膝痠軟、頭重腳輕、舌紅、脈弦或弦細數。
- **兼肝腎陰虛**：則顴紅盜汗、五心煩熱、眩暈耳鳴、腰膝痠軟、舌紅少津、脈細數。
- **兼氣血兩虛**：則心悸氣短、面白無華、精神疲憊、活動後加重、舌質淡、脈弦細弱。[5]

（三）治療處方

1. 初期以溫膽湯加味治療 DIP

【溫膽湯加味】

半夏、茯苓、陳皮、竹茹、枳實、甘草、生薑、大棗、黃連、黃柏、龍骨、牡蠣、龍眼肉。

按：三因方溫膽湯（驚悸門）組成為：

半夏、茯苓、陳皮、竹茹、枳實、甘草、生薑、大棗。

「治心膽虛怯，觸事易驚，或夢寐不祥，或惑於異象，遂心驚膽攝，氣鬱而生涎，涎與氣搏，變生諸症，或短氣悸乏，或復自汗，四肢浮腫，飲食無味，心虛煩悶，坐臥不安。」

溫膽湯的效用為清熱化痰，和胃降逆，是痰熱引起失眠、心悸的代表方。臨床上治療入眠難、眠淺、多夢、早醒、焦躁、容易受驚、心悸、胸口苦悶、眩暈感、噁心、嘔吐、喀痰、口苦、口黏等症候。舌苔黃膩，脈弦滑數。

「痰熱上擾」是由於精神壓力等，引起腦興奮性增大和自主神經的興奮（肝陽上亢），並帶有胃腸機能失調，使胃內水分停滯，且由於自主神經系統的興奮和代謝過剩，而發生熱證。本方藉著鎮靜、調整自主神經系統、除去留飲、制吐等作用，而改善失眠、心悸、易驚、噁心、嘔吐等症狀。[6]

溫膽湯加味則在上述治療基礎上，加黃連、黃柏以改善腦部充血而鎮靜，加龍骨、牡蠣以平肝潛陽，加龍眼肉以寧心安神。

＊加減法：

· 憂鬱、焦躁、易怒、胸脅脹痛等肝氣鬱結強者：加柴胡、香附。

· 驚悸失眠明顯者：加棗仁、遠志。

· 不能鎮靜、靜坐不能嚴重者：加磁石、代赭石。

· 譫語、妄動，或發熱煩躁、面赤氣粗：加重黃芩、黃連、黃柏，加大黃。

· 頭目脹痛、耳鳴、面赤明顯者：加牛膝、代赭石。

· 胃酸過多、胃脘及脅肋痛明顯者：加川楝、元胡、萊菔子。

· 倦怠、虛弱、氣短、舌苔淡白者：加黃耆、當歸。

· 起身眩暈者：加天麻。

- 皮膚紅疹、搔癢：加銀花、荊芥。
- 水腫明顯者：加車前子。
- 便秘明顯者：加大黃、桃仁。

2. 後期以調養肝脾腎、氣血、腦髓預防

諸症狀改善後，須視病人體質，調養肝、脾、腎、氣血、腦髓，如左右歸丸、歸脾湯，六君子湯，逍遙散等，以期陰平陽秘，精氣神充足，預防原發性巴金森氏症。

㈤病案介紹

【病案1】

陳小姐，34歲，苗栗縣人，自述兩年前因宗教過度投入，而發思覺失調症，經精神科治療半年後，病情改善，但至今兩年，雖長期服用最大劑量之安眠、鎮靜藥，仍不能鎮靜，完全無法稍稍入眠，且行動遲緩如老婦，及有許多不舒服症狀，令其非常痛苦，近日自覺幻聽、幻覺復明顯，如原來思覺失調症將發之兆，心中相當恐懼，而來院求診。

　　＜一診＞

〔主訴〕：頭痛，頭暈目眩，胸悶，呼吸困難，口乾舌燥，胃脹痛，食不下，自臍周有一股力量往胸口上衝，上衝發作後覺虛倦欲死，易驚，煩熱，心跳過快，日夜皆不能入眠，意識混亂，不能鎮靜，煩躁，頻尿，便秘，不能些許靜坐，雙手顫抖，動作遲緩僵硬，說話緩慢，有幻

聽、幻覺等。

〔體徵〕：行動緩慢，步態慌張，項背前傾，靜止時雙手震顫，右手較明顯，表情呆滯，語音低微平直，目直，黑睛上視，白睛紅絲佈滿，面赤浮腫，水氣，體胖，焦躁，舌質紅絳，舌苔黃膩，脈弦數急。

〔診斷〕：是典型藥源性巴金森氏症。屬中醫膽鬱痰擾證合併肝陽上亢證。

〔處方〕：10帖，1日1劑，囑咐暫不可自停西藥。

半夏5錢、茯苓5錢、陳皮5錢、竹茹5錢、枳實4錢、甘草5錢、生薑3錢、大棗10枚、黃連3錢、黃柏1兩、龍骨5錢、牡蠣5錢、龍眼肉8錢、磁石3錢、代赭石8錢。

＜二診＞

〔主訴〕：諸症皆有些許改善，已能入睡4小時，但多夢，較能靜坐，精神較佳。

〔體徵〕：行動及表情較善，語音較輕快，面浮及水氣減輕，舌質仍紅，舌苔減少，脈弦帶數。

〔處方〕：維持原方，黃柏改成8錢（14帖，1日1劑）。

＜三診＞

〔主訴〕：合併服用安眠藥已能睡6小時，諸症更減，心神已不浮躁，心情及精神改善。

〔體徵〕：原肥胖體型較苗條，動作改善，已無慌張步態，面帶微笑，表情改善，目睛較之前靈活，舌質偏紅，脈仍弦稍帶數。

〔處方〕：同二診方（14帖，1日1劑）。

<四診>

〔主訴〕：已減去2/3西藥，能睡6小時，諸症皆改善多，已恢復上
班。

〔體徵〕：較三診時更佳，但午後稍覺暈倦。

〔處方〕：（14帖，1日1劑）

半夏5錢、茯苓5錢、陳皮5錢、竹茹5錢、枳實4錢、甘草5錢、生薑3
錢、大棗10枚、黃連1.5錢、黃柏8錢、龍骨5錢、牡蠣5錢、龍眼肉8錢、
黨參8錢、天麻4錢。

<五診>

〔主訴〕：僅睡前須服半顆助眠劑，其餘一切如常人。

〔體徵〕：體態輕盈，笑臉迎人，面色紅潤，舌質淡紅，脈弦帶
緩。

〔處方〕：同四診方（14帖，3日1劑鞏固療效）。

【病案2】

王女士，65歲，基隆人，半年前因婆媳不和，煩惱焦慮，不能入
眠，服精神科藥，之後漸漸行動遲緩僵硬，面無表情，手及嘴唇震顫，緊
張時症狀更明顯，頭暈，頭痛，心搏過快，仍難眠，故加掛心臟科及神經
內科治療，經診斷為高血壓、心率不整、巴金森氏症。因每日3次服藥，
每次3科共須服20粒以上，治療1個多月仍無進展，遂來院尋求中醫治療。

<一診>

〔主訴〕：神情動作遲緩呆板，頭暈目眩，心跳快，視昏多淚，入
眠難，多夢，或中夜醒即難再眠，手足心熱，面潮熱，
易無由驚慌害怕，胸煩悶，呼吸困難，食欲差，胃脹，
口乾苦夜間更甚，腰腿痠無力，耳鳴，倦怠。

〔體徵〕：典型巴金森氏症體態，唇周及舌顫動，消瘦，舌質瘦薄
　　　　　紅絳，脈弦細數。

〔診斷〕：病人可能腦部黑質紋狀細胞已有不足，經精神藥物誘發
　　　　　巴金森氏症，之後極可能產生原發性巴金森氏症。中醫
　　　　　屬膽鬱痰擾證合併肝腎陰虛證。

〔處方〕：（7帖，1日1劑）

半夏4錢、茯苓4錢、陳皮4錢、竹茹4錢、枳實4錢、甘草5錢、生薑3
錢、大棗10枚、生地黃4錢、砂仁3錢、黃柏8錢、龍骨5錢、牡蠣5錢、龍
眼肉8錢、黨參5錢、天麻4錢、鉤藤4錢。

＜二診＞

症狀如前，無改善，囑咐只續服降壓藥及助眠劑，其餘西藥皆停
服。

〔處方〕：同一診（7帖，1日1劑）。

＜三診至十診＞

共8週，仍依原方每日1劑，唯熟地易生地，黨參漸加至1兩。症
狀皆改善，已停所有西藥，血壓平穩，但表情動作仍略顯僵硬，唇周及
舌仍輕微顫動，囑咐病人須續調養，否則日後產生巴金森氏症機會頗大，
因病人大姐之子車禍命危，急於赴台中協助，故開立左歸丸3個月持續調
服。1年後此病人因坐骨神經痛回診，一切尚正常。

㊅結論

（一）中醫之陰平陽秘觀念，與西醫之抑制或促發不同，其運用辨
　　　證論治，著重於調整病人的機體失衡，故以中醫的清熱化
　　　痰，疏肝解鬱，重鎮安神治療DIP，除了可解除因精神藥物對
　　　神經傳導的抑制，而產生醫源性巴金森氏症之外，亦能改善
　　　神經傳導的代謝過亢，且治療精神藥物可能產生的各種副作
　　　用。

（二）待症狀改善後，視病人體質，調養肝、脾、腎、氣血、腦
　　　髓，可預防原發性巴金森氏症。

參考文獻

1. 陳獻宗編：當代神經學，橘井文化出版，2003年，P.424-440。
2. 曾文星‧徐靜：現代精神醫學，水牛出版社，2000年，P.245-448。
3. 陳長安編：常用藥物治療手冊，全國藥品年鑒雜誌社，2007年，P.367-435。
4. 張進陸：發燒，合記圖書出版社，2002年，P.371-379。
5. 黃新發：中醫診斷學摘要第七版，高雄市中醫師公會印製，P.178-212。
6. 矢數道明‧郭世榮：臨床漢方處方詳解，大眾出版社，P.221-222。

chapter

9

糖尿病
中醫診治新思維

英文摘要

Increased blood glucose levels (hyperglycemia) can be induced by disruptions in the normal physiological function of the tissues and organs throughout the entire body including the five viscera, six bowels, sinews, marrow, brain, and vascular, nervous and endocrine systems. In Type 2 diabetes mellitus (DM2) the key pathophysiological deficits are insufficient insulin secretion and insulin resistance.

Diabetes can be divided into three treatment stages as follows: Stage 1 involves clearing heat and boosting yin; Stage 2 involves supplementing the kidney and nourishing yin, dual supplementation of qi and yin, and returning fire to the origin; and Stage 3 involves warm supplementation of the spleen and kidney and dual supplementation of yin and yang.

When damage to the five viscera occurs the end always affects the kidney. In the the initial heat pattern stage and its subsequent resolution, the kidney function will be damaged. In the intermediate stage, this presents as either kidney yin insufficiency, yin vacuity fire effulgence, or fire unable to return to the origin. And in the late stage, this presents as detriment to yin affects yang and dual debilitation of kidney yin and yang. During the treatment process you must be mindful of the mutual rooting and interrelationship of yin and yang, mutual engendering of essence and qi, tongue and pulse manifestations, and other signs of kidney vacuity. If these signs and symptoms present, then the clinical application of kidney as basis for determining treatment can be used to effectively treat this pathocondition.

The traditional Chinese medicine (TCM) kidney-supplementation approach effectively repairs islet cell atrophy and degeneration. This makes it possible to reduce the dosage of Western medicine drugs, and in some cases completely cures the pathocondition allowing for complete discontinuation of medication, improves symptoms of sequelae, and enables the patient to maintain a high quality of life.

Keywords: TCM treatment of diabetes, TCM treatment of type 2 diabetes mellitus (DM2), kidney as basis for determining treatment

中文摘要

　　身體的五臟、六腑、肌肉、血管、神經、骨髓、內分泌、腦等組織與器官功能損傷變異，都可能誘發高血糖。第一型糖尿病以感染及免疫誘發為主要病因，第二型糖尿病核心的病理生理學缺陷，是胰島素分泌缺失和胰島素阻抗。

　　糖尿病需區分三階段治療。第一階段，以清熱益陰為主；第二階段以補腎養陰、氣陰兩補、引火歸元為主；第三階段，以溫補脾腎、陰陽雙補為主。

　　五臟之傷，窮必及腎，糖尿病在熱性期緩解後，必損腎之根基。中期表現，或腎陰不足、或陰虛火旺、火不歸元；後期多表現陰病損陽，或腎陰陽俱衰，治療需注意陰陽互根互用，精氣護生，舉凡舌象、脈象或其他表現有腎虛徵兆，即考慮從腎論治，臨床效果甚佳。

　　中醫補腎法，能修復胰島細胞的萎縮退化，治癒或減少西藥治療，改善併發症，維持良好的生存質量。

㊀ 糖尿病的病因病理

　　傳統中醫將糖尿病前期及代謝異常歸屬在「脾癉」範疇。《素問・奇病論篇》云：「帝曰：有病口甘者，病名為何？何以得之？歧伯曰：『此五氣之溢也，名為脾癉。夫五味入口，藏於胃，脾為之行其精氣。津液在脾，故令人口甘也。此肥美之所發也。』」脾癉的病機屬胃強脾弱，治療處方多以清瀉胃熱，健脾化濕為主；將糖尿病的發病期，臨床表現消穀善飢，飲多尿多，大便秘結，歸屬在「消渴」範疇。《素問・奇病論篇》云：「此人必數食甘美而多肥也。肥者令人內熱，甘者令人中滿，故其氣上溢，轉為消渴。」消渴的病機屬胃腸熱結，或陰虛燥熱，亦可能合併氣虛血瘀，治療處方以清熱養陰為主；將糖尿病晚期併發症階段，歸屬在「消癉」範疇。《類經》云：「消癉者，三消之總稱。」《靈樞・五變篇》云：「五臟柔弱者，善病消癉。」消癉病機屬氣血虧虛，五臟俱衰，治療處方以補氣養血，清熱化瘀為主。

　　根據臨床觀察體會，糖尿病系多重病因的複雜性疾病，身體的五臟、六腑、肌肉、血管、神經、骨髓……，如肝臟、肺臟、腎臟、大腸、肌肉、血管、循環、內分泌、腦等組織與器官功能損傷變異，或發炎，或感染，或自體免疫攻擊，或腫瘤，或身體各部位損傷溶解，或化放療副作用，或西藥副作用……等，都可能誘發高血糖。

　　第一型糖尿病發病原因，以感染及免疫攻擊為最大誘發因素。

　　第二型糖尿病發病原因除了遺傳基因之外，尚包括：β細胞數量和功能受損，造成胰島素分泌缺失；肝臟、肌肉、脂肪組織產生阻抗，胰島素利用障礙；胰臟α細胞分泌升糖素增加；肝糖過度釋放；腸道分泌腸促胰素（incretin）下降，或功能異常，造成回饋障礙或大腸過度反吸收；

腎臟升糖激素與抑糖素分泌的調控異常；腦部胰島素阻抗或腦泌糖中樞的自我回饋與調控失靈，誤以為人體有大規模壞損，須予大量糖份來維持機體能量消耗；血管內分泌異常，通透性差，或血循環障礙，黏稠度過高。其核心的病理生理學缺陷，是胰島素分泌缺失和胰島素阻抗。

西醫糖尿病口服治療藥物以抑制肝糖分泌，或促進 β 細胞分泌胰島素為主，但具有損傷腸胃、肝、腎及消耗 β 細胞的副作用，並且加速 β 細胞的死亡，故口服藥物在4至5年後會漸漸失效，須漸進加重劑量，最終依賴注射胰島素治療。

中醫補腎法，可避免西藥副作用，能修復胰島細胞的萎縮退化，令細胞再生，依臨床經驗，對糖尿病有相當大的療效。藉由中醫藥治療，可能全停西醫降糖藥並治癒，或減少口服劑量，或降低注射胰島素量，能改善併發症，維持良好的生存質量。

㋛ 糖尿病區分三階段治療

第一階段：清熱益陰為主

「熱邪不燥胃津，必耗腎液」，糖尿病初期表現多屬熱性階段，症見口乾舌燥、煩熱、焦躁、睡臥不安、便祕，脈象弦滑或弦數，病人常合併血壓高、血脂高、皮膚過敏，或自體免疫疾病，口乾渴夜間尤顯，心悸、心搏快、五心煩熱、便秘、尿赤、精神亢奮但易倦怠、情緒躁動、面紅膚紅或血枯晦暗，舌質瘀紅，舌下絡脈瘀張，屬中醫之表風熱，或「腸熱」、「血蓄膀胱」的陽明腑證，或陰虛陽亢、陰虛血熱證，須著重大劑

清熱瀉火藥以顧護陰液。例如：胰島細胞感染，表現為少陽、陽明併病的表風熱，以葛根湯或大柴胡湯，加黃芩、黃連、黃柏治療。若自體免疫誘發高血糖，以黃連解毒湯去甘草，加青蒿、知母、地骨皮，清熱養陰為主。若胃、腸道因感染或肺胃津傷，表現陽明腑證，以大承氣湯、調胃承氣湯、桃核承氣湯等治療。若因腦的泌糖中樞調控失靈，表現陰虛陽亢，以知柏地黃湯，或建瓴湯加黃連、黃柏治療。

第二階段：補腎養陰；氣陰兩補；引火歸元

當熱性期過後，或用中醫以苦寒退熱治療緩解後，或服用西藥一段時日後，即可考慮從腎治療。若正氣不虛，以補腎養陰法，如知柏地黃湯；若正氣偏弱，以氣陰兩補法，如知柏地黃湯加黃耆；若正氣偏弱，火性仍炎上，腎火宜降宜藏，須補腎陰養氣血，並引火歸元，以知柏地黃湯加黃耆、懷牛膝，加少量的附子、肉桂。此時少量的附子、肉桂，除了用以引火歸元，尚可帶來抗體並增加供血供氧，改善腸胃黏膜及血管內皮細胞的表面接受體，因苦寒滋膩藥受到的抑制。

第三階段：陰陽雙補；溫補脾腎

當胰島細胞繼續進行性的萎縮，病人血色素降低，或低蛋白血症，或Cr、BUN升高，或西醫的降糖藥加重血糖仍控制不良，甚至須注射高劑量胰島素，病人已出現各種如神經症狀、心悸、水腫、納呆、腎衰、貧血、癡呆……等陰陽俱損的晚期併發症，以中期補氣血、補腎養陰或引火歸元等方法，仍無法改善時，即進入腎陰陽兩虛階段，須溫腎納氣，或溫腎利水，或溫補脾腎，或回陽救逆，處方須大補氣血及大補腎陰腎陽，但須同時加入清熱養陰藥反制。補氣、補陽藥，能增加胰島細胞的活性與循環，促進胰島素的分泌量。黃耆、人參、玉桂、附子、良薑，可促進周邊血幹細胞與胰島幹細胞的新生，但須慎防溫補太過，化燥傷陰，同時注重

脾胃吸收，避免滋膩，並加入活血化瘀藥，及加入各種臨床症狀治療的中藥。

從腎論治的理論依據及思路

五臟之傷，窮必及腎

腎主水，為封藏之本，五臟之原，命門水火全身陰液元陽之根基。所謂五臟之傷，窮必及腎，久病亦歸腎。糖尿病不論是感染，或免疫過亢，或肝腦腎等組織器官調控失靈，或胰島細胞缺失、阻抗，在熱性期緩解後，必損腎之根基。以腎為本，中期表現，或腎陰不足，或陰虛火旺、火不歸元，須滋腎潤燥，壯水之主以制陽光。後期多表現陰病及陽，或腎陰陽俱衰，須大補氣血、大補腎之陰陽，如溫補腎命，或陰中求陽，或補火生土。

陰陽互根，精氣互生

陰陽相互依存，相互為用，當陰陽任何一方虛損到一定程度，必然導致另一方的不足，所謂「陽損及陰」和「陰損及陽」，是糖尿病及許多慢性病常見的病理發展過程。

《素問・陰陽應象大論》：「陰平陽秘，精神乃治，陰陽離決，精氣乃絕。」說明陰陽互根，精氣互生，故金匱腎氣丸補陰藥與補陽藥同用，治療「男子消渴，小便反多，飲一斗，小便亦一斗」。張景岳更提出：「善補陽者，必於陰中求陽，則陽得陰助，而化生無窮。善補陰者，

必於陽中求陰，則陰得陽升，而泉源不竭。」故治療糖尿病，忌見火僅治火，必損陰陽化生之源。

(四) 糖尿病陰陽互根適用時機

　　糖尿病從腎治療，無須拘泥必到後期脾腎兩虛、或腎虛水泛、或腎不納氣……等症狀，才考慮陰陽互根，引火歸元。舉凡有下列狀況，即可採用陰陽互根，引火歸元之補腎法，即在補腎陰藥中，加入少量的補氣、補陽藥，並加入清熱藥反制。但須注意附子、玉桂的劑量，若臨床表現腎陰虛或陰虛陽亢，附子、玉桂劑量須小，約1至1.5錢，黃耆8至10錢，避免化燥傷陰，並加入黃連1.5至3錢、黃柏5至8錢反制；若表現貧血、腎衰、低蛋白血症之脾腎陽虛、陽虛水泛……等症象，則可用附子3至5錢、玉桂3至5錢、黃耆15至20錢，但仍須有養陰藥、清熱藥反制，方能成其功。

　　補氣溫陽的同時，須時時顧護陰液，並注意疏肝健脾，必通利二便，且必用山茱萸，山茱萸固澀補精，封藏但不滯邪，補腎用之可不落入空補。

　　舉凡有下列狀況，即可考慮於補腎陰藥中，加入少量附子、玉桂，引火歸元：

（一）各種熱性期緩解後

　　熱性期過後，必耗氣傷陰，或陰陽俱損，若見正氣稍有衰憊，即須加入補腎法，顧護腎陰腎陽。

（二）過度勞損誘發

積勞內傷，元氣虧耗，或過度勞累，房事不節，病久失養。即須以補腎之陰陽治療。

（三）素體陰虛，五臟虛弱

「五臟柔弱者，善病消癉」，先天稟賦不足，五臟虛弱，後天脾胃化生不足，脾腎兩臟虧虛。雖見火性炎上或陽亢，須直接腎陰陽雙補。

（四）情志失調，心神暗耗

長期過度精神刺激，情志不舒，或鬱怒傷肝，或思慮過度，心神暗耗致病。於疏肝理氣藥中加入補腎陰腎陽。

（五）胰島素阻抗

若因長期熬夜、過度勞損、情志壓力，導致內分泌失調，形成胰島素阻抗致病者。

（六）中年以後發病

《素問·上古天真論》謂：「女子……六七，三陽脈衰於上，面皆焦，髮始白。七七，……天癸竭，地道不通……。丈夫……七八，肝氣衰，筋不能動，天癸竭，精少，腎臟衰，形體皆極。」更年後發糖尿病，係因天癸竭，精少腎衰，故以補腎法治療效果較顯著。

（七）經西醫治療一段時日後，藥效漸差者

西醫糖尿病口服藥物治療一段時日後，加速 β 細胞凋亡，損害生化之源，須直接補腎之陰陽，修復胰島細胞。

（八）遺傳因素

家族有糖尿病基因，屬先天不足，基因愈重，胰島細胞功能愈弱，如父母皆是糖尿病者，發病年齡較早，發病機率屬必然性，須補腎陰腎陽治療，延緩並修復胰島細胞的損耗。

（九）曾患妊娠糖尿

妊娠期血糖過高，亦多合併妊娠高血壓、妊娠毒血症，係臟腑耗損衰憊所致，雖產後血糖多能恢復正常值，仍比同年齡婦女更易提早罹患糖尿病、高血壓，此種病人之內臟、血管、細胞，長期處於缺氧缺血且發炎狀態，亦因賀爾蒙損耗，肌肉緩弱體脂增多，水及鈉滯留，須補氣血、補腎陰腎陽，合併清熱利濕。

（十）脈象

張仲景曰：「男子平人，脈大為勞，極虛亦為勞。」凡脈大、或弦，但重按無力，或尺脈弱、遲、芤等，皆是腎虛脈象，可直接以補腎法治療。

（十一）舌象

凡舌有裂痕或剝苔，或舌體腫胖，或淨面舌，皆屬腎虛。

(五) 臨床常用的補腎基本方藥

補腎藥：

熟地黃5錢、何首烏5至8錢、山茱萸4錢、炒杜仲5至8錢。

清熱藥：

黃芩3至8錢、黃柏3至8錢、黃連1.5至5錢。

養陰藥：

青蒿4至8錢、知母4至8錢、地骨皮4至8錢、天門冬8至10錢。

溫陽藥：

附子1至5錢、玉桂1至5錢。

補氣血：

黃耆8至20錢、人參1.5至5錢、當歸3至8錢、熟地黃5錢。

疏肝藥：

柴胡4錢、白芍4錢。

重鎮藥：

牛膝5至8錢、代赭石8錢。

理氣藥：

陳皮5至8錢、砂仁4錢。

利濕藥：

茯苓4至8錢、澤瀉4至8錢。

化瘀藥：

丹參4至8錢、骨碎補4至8錢。

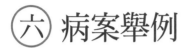（六）病案舉例

病案 1：糖尿病反覆發作

男性，三軍總醫院確診糖尿病，拒服西藥。

病人自32至44歲期間（即西元2003至2014年），反覆發作糖尿病，發病時ac/pc glu=150-200/180-220，起病時會突然消瘦，口乾，溲多，溲多即消瘦倦怠乏力。每次發病，到院服水煎藥約15至30劑，前後發病求診共10回，服中藥後均能回復體健，血糖回復ac/pc glu =90/100。

【初期處方】（2003 至 2006 年期間，1 日 1 帖）：

生地黃5錢、石膏10錢、知母4錢、梔子3錢、黃芩4錢、黃連3錢、黃柏4錢、蒼朮4錢、黨參8錢、陳皮8錢。

【中期處方】（2007 至 2010 年期間，1 日 1 帖）：

生地黃5錢、山茱萸4錢、玉桂子3錢、附子1.5錢、黃柏5錢、黃芩5錢、黃耆10錢、生杜仲5錢、菟絲子5錢、蒼朮5錢、桑白皮8錢、陳皮8錢。

【後期處方】（2011 至 2014 年期間，1 日 1 帖）：

五心熱，午後氣逆上咽，勞易暈，爬山喘虛，舌瘦絳紫瘀，下脈瘀，脈弦數芤。

熟地黃5錢、山茱萸4錢、玉桂子5錢、附子3錢、黃柏4錢、黃連1.5錢、黃芩4錢、黃耆15至20錢、生杜仲8錢、懷牛膝5錢、蒼朮5錢、陳皮8錢。

> 註：處方根據病人的體質進退調整：初期正氣不虛，以清熱養陰為主；中期補腎養陰，引火歸元，加入少量的桂、附、黃耆；後期大補腎陰腎陽，增加桂、附、黃耆的劑量，並加入清熱藥反制。
> 病人十多年間糖尿病反覆發作，斷續服中藥救急，皆能緩解維持一段時日血糖正常且身體輕安。可惜病人耐心不足，稍有緩解即停中藥，若能從體質根本調理，應能維持健康不致反覆發病。

病案２：第一型糖尿病

男性，18歲家族糖尿史，口服及注射胰島素（晨40單位／晚36單位），血糖維持在ac/pc glu=200/500。

燥渴，煩熱，眠難，便秘，舌紅，脈弦數。

到院治療期間為2008年4月至2009年3月。

【處方】（1日1帖）

石膏20錢、知母5錢、桑白皮8錢、黃芩8錢、黃連5錢、黃柏8錢、黨參8錢、枳實4錢。

> 註：病人歷經一年無間斷服藥，服藥期間漸減胰島素注射劑量，最後全停口服西藥及胰島素注射，症狀改善，血糖維持在ac/pc=90/100。本病案糖尿病，屬初期的熱性階段，可能是胰島細胞發炎或免疫調整紊亂，胰島細胞尚無全面性受損，臨床表現為陰虛血熱證，故以大劑量清熱瀉火藥以顧護陰液，自可陰陽平秘，回復健康。

病案 3：妊娠糖尿

女性，29歲，家族糖尿病史。妊娠20周，血糖（＋），胎動，腹朽痛，牙齦浮腫痠痛，腰痠痛，喘悸，燥渴，頭暈，午後倦怠，亢奮，眠難，脈弦弱，舌紅。

【處方】（1日1帖）

熟地黃5錢、山茱萸4錢、炒杜仲8錢、骨碎補8錢、玉桂子3錢、附子1.5錢、白朮4錢、黃芩5錢、黃連3錢、黃耆15錢、陳皮8錢、砂仁4錢、當歸4錢、白芍4錢。

> 註：病人屬腎陰陽兩虛，火性炎上，腎火宜降宜藏，故於大隊補氣血補腎藥中，加入附子、玉桂子，引火歸元，並加入足量的黃芩、黃連，以防補陽藥化燥化火，並協助降血熱。

病案 4：免疫性糖尿病

男性，60歲，糖尿病、高血壓病史約5年。突發不明熱，住院20日，體溫仍不降，體溫39.5度，ac glu=350 mg/dL、ESR=85 mm/h、CRP=8.9 mg/dL、WBC=25000/mm3，骨髓檢查正常，白血球分類正常，倦怠，盜汗，骨痠，煩熱燥渴，不能眠，體格壯碩，大便日2行，脈弦數，舌紅暗濁，西醫給予抗生素、類固醇、免疫抑制劑、解熱消炎藥、降血壓藥、降血糖藥。

【初期處方】（1日1帖）

黃芩8至10錢、黃連8至10錢、黃柏8至10錢、青蒿8錢、知母8錢、地

骨皮8錢、陳皮8錢、蒼朮8錢。

<blockquote>
註：本方以大劑清熱養陰藥，緩解免疫過亢，服用7帖後高熱改善順利出院，ESR、CRP、WBC、ac glu仍高，持續服用抗生素、類固醇、免疫抑制劑、解熱消炎藥、降血壓藥、降血糖藥，續服兩個月中藥後，血檢皆正常，ac/pc glu=140/180 mg/dL，西藥全停。
</blockquote>

【緩解後處方】（1日1帖）

黃芩5錢、黃連3錢、黃柏5錢、青蒿8錢、知母8錢、地骨皮8錢、陳皮8錢、蒼朮8錢、何首烏5錢、山茱萸4錢、生杜仲5錢、菟絲子5錢。

<blockquote>
註：全停西藥後改為清熱養陰補腎，慎防停西藥後免疫攻擊反彈。續服3個月，血檢皆正常，無服西藥降血糖藥，維持ac/pc glu=120/150 mg/dL。
</blockquote>

病案 5：腫瘤性糖尿病

女性，58歲，乳癌2期，手術及化放療結束已6個月，糖尿病5年，血糖控制不佳，ac glu=250至320。午後倦怠，燥渴，煩熱，便祕，眠難，腰痠，舌質暗紅，下脈瘀，脈弦緊。

【處方】（1日1帖）

黃芩8錢、黃連5錢、黃柏8錢、甘草3錢、青蒿8錢、地骨皮8錢、丹參8錢、骨碎補8錢、陳皮8錢、柴胡4錢、白芍3錢。

<blockquote>
註：病人看似單純糖尿病，其實是惡性腫瘤併發症的範疇。乳癌雖經化放
</blockquote>

療，仍存在陰虛陽亢、血瘀血熱的體質條件，故以大劑量清熱解毒、活血化瘀、疏肝養陰藥治療，一方面改善血糖，同時糾正惡性腫瘤邪正相爭、血管新生的本態性階段。連續服藥3個月，血糖正常，諸症改善，降糖西藥全停。

（按：本態性腫瘤，係指惡性腫瘤患者，未經化放療，或化放療結束一段時日後，病人正氣不虛，體質處於血瘀血熱階段，處方以活血化瘀，清熱解毒為主。）

病案6：腦腫瘤合併高血糖

女性，36歲，顱咽管腫瘤，侵犯腦下垂體後葉及下視丘。尿崩症西藥控制，因腫瘤與止常組織融合粘連，西醫不能手術或放療。

失眠，服安眠藥多年，劑量增加，仍終夜難眠，藥物性夢遊，大便3日1行，燥渴。

頭脹痛甚，頻吐，眩暈，目睛脹痛，面浮腫，行偏斜，頸以下乏力，焦躁易怒，語意不清，血壓高，血糖高。舌質暗紅瘀，脈弦緊。

【處方】（1日1帖）

黃芩8至10錢、黃連5至8錢、黃柏8錢、大黃3至6錢、懷牛膝8錢、代赭石8錢、白芍5錢、乳香5錢、沒藥5錢、丹參10至20錢、陳皮8錢、半夏4錢、茯苓4至8錢、澤瀉4至8錢、水蛭丸3g、地鱉丸3g。

註：本案病人因腫瘤侵犯下視丘，引起腦部調控失常，表現陰虛陽亢、血瘀血熱合併陽明腑證，病人臨床多表現血壓高、血糖高、便秘、焦躁、失眠，甚至頭暈、頭痛、嘔吐、癲癇等腦壓高的症狀，故以大劑量活血化瘀、清熱解毒，合併重鎮安神、通腑利濕，並給予蟲類藥搜刮，以期能成功抑制腫瘤，餘症亦會隨之消散。

連續治療3個月後，諸症改善。經MRI檢查腫瘤變小，與正常組織分離。西醫院原預作3次電腦刀治療，放療期間仍續服中藥，但僅做1次電腦刀便效果極佳，告知無須再做。前後共服中藥6個月。

病案 7：更年期遺傳性糖尿病

女性，53歲，雙親及兄長皆有糖尿病，一年半前發現糖尿病，中度脂肪肝，易倦，嗜睡，眠淺，大便少，2至3日1行，胃酸多，易陰癢，體胖多脂，月經遲滯，量多且瘀多，自汗，盜汗，不畏寒，口渴，脈弦弱，舌淡暗紫，ac/pc glu=250/330 mg/dL，無服西醫降血糖藥。

【處方】（1日1帖）

何首烏8錢、山茱萸4錢、生杜仲4錢、骨碎補8錢、懷牛膝5錢、黃芩5錢、黃連3錢、黃柏5錢、大黃3錢、黃耆8錢、陳皮5錢、玉桂子1.5錢、附子1.5錢。

註：治療3個月後，諸症改善，血糖ac/pc glu=110/125 mg/dL，皆無服西藥。

病案 8：更年期糖尿／經崩

女性，56歲，糖尿病3年，高血壓，月經仍如期來，且量多瘀塊多，貧血相，消瘦無華，易飢，燥渴，煩熱，虛暈，不眠，腰痠，便秘，多尿。脈弦數弱，舌暗瘦紅無苔，下脈瘀。

【處方】（1日1帖）

生地黃5錢、山茱萸4錢、生杜仲4錢、炒杜仲4錢、白芍5錢、玉桂子3至5錢、附子1.5至3錢、丹參8錢、骨碎補8錢、黃芩8至10錢、黃耆10至15錢、陳皮8錢、砂仁4錢。

> 註：連續服藥3個月後順利停經，血壓及血糖皆改善。

病案9：糖尿病30年，注射高劑量胰島素

女性，70歲，高血壓，40歲起因產後發糖尿病，口服藥物合併注射胰島素（晨40單位／晚30單位），消瘦，頭暈，動喘，腰痠，倦怠，心搏過快（120次／分），夜間頻尿且量多，足底熱，手足麻，右坐骨神經痛，飢不欲食，血壓高，脈細弱，舌絳淨苔。

【處方】（1日1帖）

熟地黃5錢、山茱萸4錢、菟絲子5錢、生杜仲5至8錢、骨碎補5至8錢、當歸3錢、黃耆10至15錢、黃芩5錢、黃連3錢、黃柏5錢、玉桂子3至5錢、附子1.5至3錢、蒼朮5錢、陳皮8錢、砂仁4錢、天門冬10錢。

> 註：病人以上述處方加減治療1年後，全停胰島素注射，全停血壓藥，僅服低劑量降血糖藥。追蹤10年，現已80歲，仍維持低劑量口服降糖藥，身體康健，偶感冒來院調理。

病案 10：糖尿病血管病變

男性，60歲，糖尿病12年，HbAlc=7.6，ac glu=180。

雙腿自大腿中段以下，密布紅糠狀疹，棘皮，類澱粉沉澱，不癢不痛，手臂亦漸增，症狀出現6個月。口乾渴，眠納便常，舌淡暗紅，脈弦緩。經詢問，吸菸30年，每日2包，日飲咖啡多杯。

【處方】（1日1帖）

何首烏5錢、當歸5錢、蒺藜5錢、菟絲子5錢、生杜仲4錢、黃芩5錢、黃柏5錢、黃連3錢、山茱萸4錢、黃耆10錢、丹參5錢、陳皮4錢。

> 註：經詢問，病人糖尿病多年，但仍每日吸菸兩包，且飲咖啡多杯，思忖此病患的末梢血管，應屬血熱血瘀但又嚴重缺氧狀態，故處方以補氣養血，化瘀清熱為主。連續治療4個月，皮膚血管症狀全然改善，血糖改善，經5年後訪查，皮膚症狀無復起，但糖尿病仍控制不佳。

病案 11：糖尿病併發症

女性，76歲，糖尿病多年，控制不良，10年前曾患下肢脫疽來院治癒。近兩年重聽，面腫，全身水腫，兩腿腫痛，四肢麻痛，目黏，行喘，心悸，納少，溲少，乏力，冷風癢咳，左目胬肉攀睛，便秘，Cr=3.6 mg/dL、BUN=45 mg/dL，脈弦弱代，舌暗紅。

【處方】（1日1帖）

茯苓8錢、澤瀉8錢、麻黃1錢、黃耆15錢、黃連3錢、黃柏5錢、當歸4錢、大黃1錢、丹參5至8錢、陳皮8錢、砂仁4錢、附子3錢、玉桂子5錢、何首烏5錢、山茱萸4錢。

註：病人屬脾腎陽虛，合併血瘀血熱水蓄，故以溫腎補氣利水，合併清熱化瘀治療。

病案 12：糖尿病蜂窩組織炎

女性，56歲，43歲中風史，糖尿病十多年。慢性腎衰相，面膚晦暗，全身浮腫，眼神呆滯，反應遲鈍，糖尿病服西藥，每日注胰島素26單位，右下肢蜂窩炎，瘀紅熱，甫出院，仍服抗生素，舌胖大暗紅，脈弦弱。

【處方】（1日1帖）

黃耆20錢、當歸4錢、丹參8錢、川芎3錢、茯苓8錢、澤瀉8錢、黃芩5錢、黃連3錢、黃柏5錢、懷牛膝5錢、乾薑1.5錢、附子1.5錢、桂枝5錢、麻黃1.5錢。

註：此際處方須慎防停服抗生素後，病人免疫不足，患處缺氧反覆發炎瘀腫，最後形成陰疽。故以大劑補氣養血、清熱化瘀、利濕補陽藥治療，服藥7帖回診，瘀腫紅熱幾近消退，全身水腫改善，神清，語音輕快，再服7帖後，改善極佳。

病案 13：糖尿病神經病變

女性，65歲，糖尿病20年，血糖控制不良。雙手自腕以下抽痛甚，腰痛甚，雙側坐骨神經痛甚。面膚晦暗粗糙四肢尤甚，體胖，動喘，虛倦乏力，二便常。舌瘦淡白，脈細弱。

【處方】（1日1帖）

黃耆20錢、當歸5錢、白芍3錢、川芎3錢、桂枝5錢、乾薑3錢、附子3至5錢、何首烏5錢、山茱萸4錢、黃芩4錢、黃柏4錢、陳皮8錢、砂仁4錢、炒杜仲8錢、茯苓4錢。

> 註：治療半年，諸症改善，病人自述已全停西藥，血糖正常，身輕體健，
> 　　經兩年追蹤仍善。

10

糖尿病患懷孕的
中醫治療

英文摘要

Increased placental secretions of hormones during pregnancy results in the mother having reduced sensitivity to insulin and greater insulin resistance. This is compounded by elevated blood pressure, autoimmune responses, increased prevalence for infection, hyperthyroidism, and heightened metabolic rates of secretion and anti-absorption by the liver, kidney, brain, and intestinal tract throughout the gestational period. The culmination of all these factors leads to increased blood glucose levels during pregnancy, known as gestational diabetes. For pre-existing diabetics who become pregnant increased insulin requirements must be administered in order to maintain blood glucose levels within a normal range.

Poorly controlled blood glucose levels can cause complications during pregnancy such as fetalcongenital malformations, miscarriage, preterm labor, polyhydramnios, pre-eclampsia, and intrauterine fetal death. Neonatal complications include perinataldeaths, macrosomia, shoulder dystocia, growth retardation,hypoglycemia, hypocalcemia, hyperbilirubinemia, and respiratory distress.

In the initial stage of this condition,TCM etiology and pathogenesis is classified as yin vacuity and hyperactive yang, yin vacuity and blood heat, or Yang Ming bowel pattern. TCM treatment consists mainly of cooling heat and freeing the bowels and supplementing the kidney and nourishing yin. If chronic inflammation and edema develops and the patient presents with reduced hemoglobin, hypoalbuminemia, and increased Cr and BUN, and blood glucose levels remain high despite increased insulin dosage; the condition has entered the intermediate stage with the TCM classification of dual vacuity of qi and blood, dual vacuity of qi and yin, or qi vacuity and blood desiccation. TCM treatment consists mainly of supplementing qi and nourishing blood and emolliating the liver and enriching yin. If progressive pancreatic islet cell atrophy occurs, the patient presents with reduced hemoglobin levels, hypoalbuminemia, and elevated Cr and BUN, and blood glucose levels remain high despite increased insulin dosage and the administration of TCM treatment with blood and qi supplementing and yin nourishing medicinals; the condition has entered the advanced stage with the TCM classification of spleen and kidney yang vacuity or kidney yang vacuity pattern. TCM treatment consists of greatly supplementing kidney yin and yang.

Keywords: gestational diabetes, insulin resistance, eclampsia, supplement kidney and nourish yin, spleen and kidney yang vacuity

中文摘要

懷孕期間除了由胎盤來的賀爾蒙,造成母體對胰島素的敏感性降低、抗阻性增加之外,妊娠期間高血凝狀態,自體免疫反應,感染機會增加,甲狀腺亢進,肝、腎、腦、腸道,皆處於高亢奮、高釋放、反吸收過度狀態,以上均易導致懷孕期間血糖的升高。故糖尿病患者懷孕,通常需要更大的藥物劑量或更多胰島素,才能將血糖維持於正常範圍內。

血糖控制不好可引起妊娠併發症,如:胎兒先天畸形、流產、早產、羊水過多、子癇前症、子宮內胎兒死亡。亦會引起新生兒併發症,如:胎嬰周產期死亡、巨嬰症、肩難產、生長遲滯、血糖過低、血鈣過低、膽紅素過高、呼吸窘迫。

初期病程的表現,屬中醫的陰虛陽亢、陰虛血熱、陽明腑證,治療需以清熱通腑、補腎養陰為主;當發炎或水腫慢性化之後,病人表現血色素降低,或低蛋白血症,或Cr、BUN升高,增加胰島素劑量血糖仍升高,即進入中期病程,屬中醫氣血兩虛、氣陰兩虛、或氣虛血枯階段,治療需以補氣養血、柔肝滋陰為主;當胰島細胞繼續進行性的萎縮,以中期之補氣補血養陰仍無法改善時,即進入晚期病程,屬中醫之脾腎陽虛或腎陽虛證,以大補腎之陰陽治療。

關鍵字 妊娠糖尿病、胰島素阻抗、子癇症、補腎養陰、脾腎陽虛

前言

　　西醫將懷孕前的糖尿病區分為第一型與第二型。第一型糖尿病發病年齡較輕，可能因病毒感染或自體免疫反應破壞胰臟之 β 細胞，無法製造足夠胰島素，因此終生須以胰島素治療，亦稱為胰島素依賴型糖尿病。第二型糖尿病通常因周邊組織有胰島素抗性，亦稱為非胰島素依賴型糖尿病。

　　懷孕期間因由胎盤來的人類胎盤催乳素、黃體素、泌乳激素、cortisol等賀爾蒙，有對抗胰島素的作用，使母體對胰島素的敏感性降低、抗阻性增加，故糖尿病患者懷孕，通常需要更大的藥物劑量或更多胰島素，才能將血糖維持於正常範圍內。

㈠ 糖尿病對懷孕的不良影響

　　母親胰島素不能通過胎盤，但血糖可通過胎盤，當母親血糖過高時會造成胎兒血糖過高。在懷孕早期胚胎器官發生時期（最後月經起5至8週），胎兒血糖過高可能造成先天畸形，或自然流產。懷孕後期，胎兒血糖過高可刺激胎兒胰臟分泌較多胰島素，促進肝糖、脂肪、及蛋白質的生成，造成胎兒體重過重。同時胎兒乃處於高代謝狀況，需要消耗較多的氧氣，所以胎兒動脈含氧量會下降，若缺氧嚴重，可能造成胎兒死亡。另外血糖過高，代謝產生的乳酸增加，可造成酸中毒，可能加速胎兒死亡。血糖過高可抑制胎兒副甲狀腺功能，造成血鈣過低。胎兒出生後不再由母體獲得高血糖，但其體內胰島素濃度仍偏高，可造成新生兒低血糖現象。這類胎兒由於長期處於缺氧狀態，紅血球會增加，出生後膽紅素會過高。

㈡ 糖尿病患懷孕的併發症

【懷孕併發症】

　　血糖控制不好可引起之懷孕併發症：胎兒先天畸形、流產、早產、羊水過多、子癇前症、子宮內胎兒死亡。

【新生兒併發症】

　　新生兒併發症：胎嬰周產期死亡、巨嬰症、肩難產、生長遲滯、血糖過低、血鈣過低、膽紅素過高、呼吸窘迫。

【胎兒先天畸形機率】

糖尿病孕婦之胎兒發生先天畸形機率，高於正常孕婦3至4倍，最常見者為先天性心臟病，其次為肌肉骨骼系統，再其次為中樞神經系統（如無腦症、脊柱裂）、腎臟畸形、腸胃道畸形、尾骨退化症候群（薦骨、腰椎不發育及下肢發育不全）。

【血管病變併發症】

糖尿病若未控制好，可能造成顯微血管病變（腎病變、視網膜病變），與大血管病變（冠心病）。

有糖尿病腎病變者，懷孕期間發生高血壓、子癇前症、子宮內生長遲滯、不足月生產的機率增加，懷孕亦會加速腎功能惡化。糖尿病懷孕，視網膜易血管新生加速視覺惡化。

【心臟併發症】

糖尿病合併冠狀動脈疾病，可能在懷孕期發生心肌梗塞，甚至死亡，胎兒死亡率亦高。

【懷孕後期併發症】

糖尿病合併慢性高血壓，子癇前症、胎盤功能不足、胎兒死亡機率增加。

【酮酸中毒】

糖尿病性酮酸中毒，典型症狀包括過度換氣、呼吸水果味、脫水、多尿、腹痛、噁心、嘔吐、頭痛、神智改變，懷孕患者有時在血糖不到200mg/dL，即發生酮酸中毒。

㊂ 中醫治療思路

　　中醫認為糖尿的產生除了胰島細胞之外，身體的五臟、六腑、肌肉、血管、神經、骨髓……如肝臟、肺臟、腎臟、大腸、肌肉、血管、循環、內分泌、腦等組織與器官功能損傷變異；或發炎、或感染、或自體免疫攻擊、或身體各部位損傷溶解、或化放療副作用、或西藥副作用……等，都可能誘發高血糖。胰臟部分中醫歸在中焦熱、胃熱、陽明、少陽併病，久病則轉變為太陰與少陰病，或下焦腎經疾病；肝臟或肝經部分，以肝糖之釋放太多為最大原因；血管部分，血管抗血凝能力不足、黏稠度過高，形成類澱粉樣沉澱；腎的部分包含昇糖激素與抑糖素分泌的調控；腦則是泌糖中樞的自我回饋與調控失靈，誤以為人體有大規模壞損，須予大量糖分來維持機體能量消耗，形成中醫的「陽亢」、「陽越」的現象；大腸的自泌酵素對糖分的再吸收或排泄，是影響血糖高低最明顯的器官，所以「攻竣法」是對消化道免疫病變性急性高血糖症，最有效且最快速的方法，是故中醫自古因「腸熱」形成「宿屎」、「血蓄膀胱」的陽明腑証，與厥陰腑証，是任何一個治糖尿方劑，不可缺少的一環，所以不管何種方劑，至少皆須維持每天2至3次大便。

　　懷孕期間除了由胎盤來的賀爾蒙，造成母體對胰島素的敏感性降低、抗阻性增加之外，妊娠期間處於高血凝狀態，免疫細胞的辨識降低誘發自體免疫反應，病毒細菌的感染機會增加，甲狀腺亢進，肝、腎、腦、腸道，皆處於高亢奮、高釋放、反吸收過度狀態，以上均易導致懷孕期間血糖的升高，此為初期病程的表現，屬中醫的陰虛陽亢、陰虛血熱、陽明腑證，治療需以清熱通腑、補腎養陰為主；當發炎或水腫慢性化之後，病人表現血色素降低，或低蛋白血症，或Cr、BUN升高，增加胰島素劑量

196

血糖仍升高，即進入中期病程，屬中醫氣血兩虛、氣陰兩虛、或氣虛血枯階段，治療需以補氣養血、柔肝滋陰為主；當胰島細胞繼續進行性的萎縮，病人血色素降低，或低蛋白血症，或Cr、BUN升高，增加胰島素劑量血糖仍升高，以補氣補血養陰仍無法改善時，即進入晚期病程，屬中醫之脾腎陽虛或腎陽虛證。後期進入腎陽虛階段，比照尿毒治療。一旦進入尿毒，血糖會漸漸正常，此時不一定須打胰島或服DM藥，因為尿毒後，腎臟會分泌抑糖激素。脾腎陽虛或腎陽虛階段，須加大補陽藥，但同時加入清熱解毒藥反制。

四 臨床表現及分期治療

（一）病程初期

【臨床表現】

初期多表現頭暈目眩、口乾舌燥、面紅目赤、身熱煩熱、焦躁易怒、心悸失眠、腰膝痠軟、便秘溲赤、精神亢奮但易倦怠，舌質絳紅，脈弦滑或弦數。病人常合併血壓高、血脂高，或皮膚過敏，或自體免疫疾病。初期體液容易過度蒸發，而形成消渴證。

【辨證分型】

屬中醫之陰虛陽亢、陰虛血熱、陽明腑證。

【治則治法】

清熱通腑、補腎養陰，維持每日大便2至3次。

【處方舉例】

　　＊建瓴湯加方：

　　代赭石、懷牛膝、龍骨、牡蠣、白芍藥、山藥、白朮、砂仁、黃芩、黃連、黃柏、骨碎補、生杜仲、續斷、大黃。

（二）病程中期

【臨床表現】

　　當發炎或水腫慢性化之後，增加胰島素劑量血糖仍升高，病人血色素降低，或低蛋白血症，或Cr、BUN升高，即進入陰虛或氣虛血虛。

　　臨床表現為腹木硬，宮縮頻，胸悶氣短，神疲乏力，動喘悸，眩暈，多夢，肢麻，腰膝痠痛，面白或萎黃或顴紅，咽乾口燥，潮熱盜汗，五心煩熱、小便清長或短赤，大便溏或乾結，舌淡紅嫩或舌紅少苔，脈細數或細弱無力。

【辨證分型】

　　屬中醫之氣血兩虛、氣陰兩虛，或氣虛血枯證。

【治則治法】

　　補氣養血、柔肝滋陰。

【處方舉例】

　　＊聖愈湯加方：（加少量玉桂、附子）

　　黃耆、丹參、生地黃、白芍藥、川芎、當歸、炒杜仲、骨碎補、陳皮、白朮、黃芩、黃柏、玉桂子、附子。

　　＊血枯方加方：

　　何首烏、當歸、菟絲子、沙苑蒺藜、白朮、黃芩、黃柏、炒杜仲、黃耆。

＊知柏地黃湯加方：

知母、黃柏、熟地黃、山茱萸、牡丹皮、澤瀉、茯苓、山藥、玉桂子、附子、黃耆。

（三）病程後期

【臨床表現】

當細胞繼續進行性的萎縮，病人血色素降低，或低蛋白血症，或Cr、BUN升高，血糖仍升高，以補氣補血養陰仍無法改善時，進入氣虛或氣虛兼陽虛證。

臨床表現為腹木硬，宮縮頻，心悸喘咳，腰膝痠軟，面色白或黧黑，頭目眩暈，精神萎靡，形寒肢冷，完穀不化，浮腫，腰以下尤甚，肢腫按之凹陷不起，腹部脹滿，全身腫脹，舌淡胖苔白，脈沉弱。病人常合併進行性腎衰竭、蛋白尿、高血壓、腦水腫、子癇前症、胎兒子宮內生長遲滯、早產傾向……等。

【辨證分型】

屬中醫之脾腎陽虛，或腎陽虛證。

【治則治法】

大補腎之陰陽。

【處方舉例】

＊右歸飲加方，大劑玉桂子、附子，加人參、黃耆。

熟地黃、當歸、山茱萸、良薑、附子、玉桂子、黃耆、白朮、黃芩加重、炒杜仲、骨碎補、茯苓、澤瀉、人參。

伍 結論

　　中醫的分期治療，可以彌補西醫降血糖藥物及胰島素的不足，尤其在預防糖尿病患懷孕的各種併發症，中醫愈早介入治療效果愈好。初期病程須補腎清熱通腑，可改善各種發炎陽亢，降低胰島素抗性；中晚期病程宜補氣血、養腎陰，甚至大補腎陽，可預防並治療組織灌流不足產生的子癇前症、子宮內生長遲滯、早產、慢性腎衰竭……等病；補氣、補陽的藥物，亦能增加胰島細胞的活性與循環，促進胰島素的分泌量。黃耆、人參、玉桂、附子、良薑，可促進外周血幹細胞與胰島幹細胞的新生。此時的薑不可用乾薑，如要用乾薑需少量，並加入黃芩，或黃連，或黃柏，至少3至5錢以上，避免乾薑、附子，在刺激胰島幹細胞與外周血幹細胞的生長過程，連帶導致血糖異常高起。

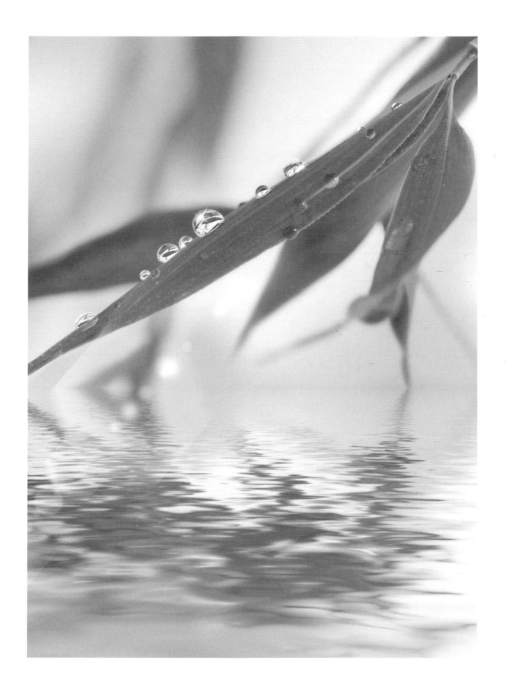

國家圖書館出版品預行編目資料

危急重症‧難治之病中西醫結合之中醫治則與臨床例舉 /
李政育, 鄭淑鎂著. -- 初版. -- 新北市：養沛文化館出
版：雅書堂文化發行, 2017.11
　　面；　　公分. -- (SMART LIVING養身健康觀；110)
ISBN 978-986-5665-50-0(平裝)

1.重症醫學 2.中西醫整合 3.中醫診斷學

413.2　　　　　　　　　　　　　　　　106016686

SMART LIVING養身健康觀110

危急重症‧難治之病
中西醫結合之中醫治則與臨床例舉

作　　者／李政育‧鄭淑鎂
發 行 人／詹慶和
封面影像／Pixeljoy／Shutterstock.com
出 版 者／養沛文化館
發 行 者／雅書堂文化事業有限公司
郵政劃撥帳號／18225950
戶　　名／雅書堂文化事業有限公司
地　　址／新北市板橋區板新路206號3樓
電子信箱／elegant.books@msa.hinet.net
電　　話／（02）8952-4078
傳　　真／（02）8952-4084

2017年11月初版一刷　定價350元

經銷／易可數位行銷股份有限公司
地址／新北市新店區寶橋路235巷6弄3號5樓
電話／（02）8911-0825　　傳真／（02）8911-0801